U0282006

情绪聚焦疗法

Emotion-Focused Therapy

〔加〕莱斯利·S.格林伯格 著
Leslie S.Greenberg

孙俊才 郭本禹/译

郭本禹 主编

重庆大学出版社

译丛序言

毋庸置疑，进入 21 世纪后，人类迅速地置身于一个急剧变化的社会之中，那种在海德格尔眼中"诗意栖居"的生活看似已经与我们的生活渐行渐远，只剩下一个令人憧憬的朦胧魅影。因此，现代人在所谓变得更加现实的假象中丧失了对现实的把握。他们一方面追求享受，主张及时享乐，并且能精明地计算利害得失；另一方面却在真正具有意义的事情上显示出惊人的无知与冷漠。这些重要的事情包括生与死、理想与现实、幸福与疾苦、存在与价值、尊严与耻辱，等等。例如，2010 年 10 月，轰动全国的"药家鑫事件"再一次将当代社会中人类心理的冷酷与阴暗面赤裸裸地曝晒在大众的视线之中。与此同时，当今日益加快的生活节奏、沸沸扬扬的时尚热潮，不计其数的社会问题正在不断侵噬着我们的生活乐趣，扰乱着我们的生活节奏。例如，日益激烈的职业与生存竞争导致了现代社会中人际关系的淡薄与疏远，失业、职业倦怠与枯竭、人际焦虑、沟通障碍等一连串的问题催化了"人"与"办公室"的矛盾；家庭关系也因受到社会变革的冲击而蒙上了巨大的阴霾，代沟、婚变、购房压力、赡养义务、子女入学等一系列困难严重地激化了"人"与"家庭"的矛盾。诸如此类的矛盾导致(促使)人们的心灵越来越难以寻觅到一个哪怕只是稍作休憩、调适的时间与空间。这最终引发了各种层出不穷的心理问题。在这种情况下，心理咨询与治疗已然成为了公众的普遍需要之一，其意义、形式与价值也得到了社会的一致认可。例如，在 2008 年面对自我国唐山地震以来最为严重自然灾难之一的四川汶川大地震时，心理治疗与干预就有效地减轻了受灾群众的创伤性体验，并在灾后心理重建方面发挥了不可替代的作用。

值得欣喜的是，我国的心理治疗与咨询事业也在这种大背景下绽放出了旺盛的生命力。2002 年，心理咨询师被纳入《国家职业大典》，从而正式成为一门新的职业。2003 年，国家开始组织心理咨询师职业资格考试。心理咨询师甚至被誉为"21 世纪的金领行业"[1]。目前，我国通过心理咨询师和心理治疗师资格证书考试的人数有 30 万左右。据调查，截至 2009 年 6 月，在苏州持有劳动部颁发的国家二级、三级心理咨询师资格证书者已达到 2 000 多人[2]；截至 2010 年 1 月，在大连拥有国家心理咨询师职业资格证书者有 3 000 多人，这一数字意味着在当地每 2 000 人中即拥有一名心理咨询师[3]。但就目前而言，我国心理治疗与咨询事业还存在着诸多问题。譬如，整个心理治疗与咨询行业管理混乱，人员鱼龙混杂，专业水平参差不齐，从而成为阻碍这一行业发展的瓶颈。"造成这一现象的原因尽管很多，但最根本的原因，乃是大陆心理

［1］徐卫东.心理咨询师，21 世纪的金领行业［J］.中国大学生就业，2010（10）.
［2］沈渊.苏州国家心理咨询师人数超两千［N］.姑苏晚报，2009-06-07（3）.
［3］徐晓敬.大连每 2000 人即拥有一名心理咨询师［N］.辽宁日报，2010-03-24（7）.

咨询师行业未能专业化使然。"[1]因此，提高心理咨询师与治疗师的专业素养，已经成为推动这一行业健康发展亟待解决的问题。

对于普通大众而言，了解心理治疗与咨询的基本知识可以有效地预防自身的心身疾病，改善和提高生活质量；而对于心理治疗与咨询行业的从业人员而言，则更有必要夯实与拓展相关领域的专业知识。这意味着专业的心理治疗与咨询行业工作者除了掌握部分心理治疗与咨询的实践技巧与方法之外，更需要熟悉相应治疗与咨询方案的理念渊源及其核心思想。心理学家吉仁泽（G.Gigerenzer）指出："没有理论的数据就像没有爹娘的孤儿，它们的预期寿命也因此而缩短。"[2]这一论断同样适用于形容心理治疗技术与其理论之间的关系。事实上，任何一种成功的心理治疗方案都有着独特的、丰厚的思想渊源与理论积淀，而相应的技术与方法不过是这些观念的自然延伸与操作实践而已。"问渠那得清如许，为有源头活水来"，只有奠基于治疗理论之上的治疗方法，才不致沦为无源之水。

尽管心理治疗与咨询出现的历史不过百年左右，但在这之后，心理治疗理论与方法便如雨后春笋，相互较劲似的一个接一个地冒出了泥土。据统计，20世纪80年代的西方心理学有100多种心理治疗理论；到90年代这个数字就翻了一番，出现了200多种心理治疗理论；而如今心理治疗理论已接近500种。这些治疗理论或方法的发展顺应时代的潮流，但有些一出现便淹没在大潮中，而有些

---

[1] 陈家麟，夏燕. 专业化视野内的心理咨询师培训问题研究——对中国大陆心理咨询师培训八年来现状的反思 [J]. 心理科学，2009，32（4）.

[2] G.Gigerenzer. Surrogates for theories.*Theory & Psychology*，1998，8.

则始终走在潮流的最前沿，如精神分析学、行为主义、人本主义、认知主义、多元文化论、后现代主义等思潮。就拿精神分析学与行为主义来说，它们伴随心理学研究的深化与社会的发展而时刻出现日新月异的变化，衍生出更多的分支、派别。例如，精神分析理论在弗洛伊德之后便出现了心理分析学、个体心理学、自我心理学、客体关系学派、自体心理学、社会文化学派、关系学派、存在分析学、解释精神分析、拉康学派、后现代精神分析、神经精神分析等；又如，行为主义思潮也飞迸出各式各样的浪花：系统脱敏疗法、满灌疗法、暴露疗法、厌恶疗法、代币制疗法、社会学习疗法、认知—行为疗法、生物反馈疗法等。一时间，各种心理治疗理论与方法如繁星般以"你方唱罢我登场"的方式在心理治疗与咨询的天空中竞相斗艳，让人眼花缭乱。

那么，我们应该持怎样的态度去面对如此琳琅满目的心理治疗理论与方法呢？对此，我们想以《爱丽丝漫游奇境记》中的一个故事来表明自己的立场：爱丽丝与一群小动物的身上被弄湿了，为了弄干身上的水，渡渡鸟（Dodo bird）提议进行一场比赛。他们围着一个圈跑，跑了大概半个小时停下来时，他们的身上都干了。可是，没有人注意各自跑了多远，跑了多久，身上是什么时候干的。最后，渡渡鸟说："每个人都获胜了，所有人都应该得到奖励。"心理学家罗森茨韦格（M. Rosenzweig）将之称为"渡渡鸟效应"，即心理治疗有可能是一些共同因素在发挥作用，而不是哪一种特定的技术在治愈来访者。这些共同的因素包括来访者的期望、治疗师的人格、咨访关系的亲密程度等。而且，已有实证研究证实，共同因素对治疗效果发挥的作用远远超过了技术因素。然而，尽管如此，我们认为，各种不同治疗取向的存在还是十分有必要的。对于疾病来说，可能很多"药物"（技术）都能起作用，但是对于人来说，每个人喜欢的"药"的味道却不一样。因此，每一对治疗师与来访者若能选择其喜爱的治疗方法，来共同度过一段时光，岂不美哉？！而且，事实上，经验表明，在治疗某种特定的心理疾病时，也确实存在某些方法使用起来会比另外一些方法更加有效。

因此，在这个越来越多元化发展的世界中，我们当然有理由保持各种心理疗法的存在并促进其发展。美国心理学会（APA）在这方面做了大量工作。APA对学校开设的课程、受读者欢迎的著作、广泛参与的会议进行了深入的调研，确定了当今心理治疗领域最为重要、最受欢迎、最具时代精神的24种理论取向；并且选取了相关领域的领军人物来撰写这套"心理治疗丛书"，这些领军人物不但是相关理论的主要倡导者，也是相关领域的杰出实践者。他们在每本书中对每一种心理治疗理论取向的历史作了简要回顾，对其理论进行了概括性阐述，对其治疗过程进行了翔实的展示，对其理论和疗效作出了恰当的评价，对其未来发展提出了建设性的展望。

这套丛书可谓是"麻雀虽小，五脏俱全"。整套丛书可以用五个字来概括：短、新、全、权、用。"短"是短小精悍，本套丛书每册均在200页左右，却将每种取向描述得淋漓尽致。"新"是指这套丛书的英文版均是2009年及其以后出版的，书中的心理治疗取向都是时下最受欢迎与公认的治疗方法。"全"是指这套丛书几乎涵盖了当今心理治疗领域所有重要的取向,这在国内目前的心理治疗丛书中是不多见的(比较罕见的)。"权"是指权威性,每一本书都由相关心理治疗领域的领军人物撰写。"用"是指实用性,丛书内容简明、操作性强、案例鲜活,具有很强的实用性。因此,这套丛书对于当今心理咨询与治疗从业者、心理学专业学生以及关注自身心理健康的一般读者来说,都是不错的专业和普及读本。

这套"丛书"共24本,先由安徽人民出版社购买其中9本书的翻译版权,现由重庆大学出版社购买了其中10本书的翻译版权。两社领导均对这套"丛书"给予高度重视,并提出具体的指导性意见。两个出版社的各位编辑、版贸部工作人员均付出了辛勤的劳动,各位译者均是活跃在心理学研究、教学和实践的一线工作者,具有扎实的理论功底与敏锐的专业眼光,他们的努力使得本套丛书最终能呈现在各位读者面前。我们在此一并表达诚挚而衷心的感谢!

郭本禹

2013 年 8 月 10 日

于南京郑和宝船遗址·海德卫城

丛书序言

有人可能会认为，在当代心理治疗的临床实践中，循证（evidence\based）干预以及有效的治疗结果已经掩盖了理论的重要性。也许，是这样吧。但是，作为本丛书的编者，我们并不打算在这里挑起争论。我们确实了解到，心理治疗师一般都会采用这种或那种理论，并根据该理论来进行实践，这是因为他们的经验以及几十年的可靠证据表明，持有一种合理的心理治疗理论，会使治疗取得更大的成功。不过，在具体的助人过程中，理论的作用还是很难解释。下面这段关于解决问题的叙述，将有助于传达理论的重要性。

伊索讲述了一则寓言：关于太阳和风进行比赛，以确定谁最有力量。他们从天空中选中了一个在街上行走的人。风打赌说他能够脱掉那个人的外套，太阳同意了这次比赛。风呼呼地吹着，那个人紧紧地裹着他的外套。风吹得越猛烈，他就裹得越紧。太阳说，该轮到他了。他将自己所有的能量照射出温暖的阳光，不一会儿，那个人就把外套脱了。

太阳与风之间比赛脱掉男子的大衣跟心理治疗理论有什么关系呢？我们认为，这个让人迷惑的简短故事强调了理论的重要性，理论作为任何有效干预的先驱——因此，也是一种良好结果的先驱。没有一种指导性的理论，我们可能只治疗症状，而没有理解个体的角色。或者，我们可能与来访者产生了强烈的冲突，而对此一点也不理解。有时，间接的帮助手段（阳光）与直接的帮助手段（风）一样有效——如果不是更有效的话。如果没有理论，我们将失去治疗聚焦的方向，而陷入比如社会准则（social correctness）中，并且不想做一些看起来过于简单的事情。

确切地说，理论是什么？《美国心理学会心理学词典》（*APA Dictionary of Psychology*）将理论界定为"一种或一系列相互关联的原理，旨在解释或预测一些相互关联的现象"。在心理治疗中，理论是一系列的原理，应用于解释人类的思想或行为，包括解释是什么导致了人们的改变。在实践中，理论创设了治疗的目标，并详细说明了如何去实现这些目标。哈利（Haley，1997）指出，一种心理治疗理论应该足够简单，以让一般的心理治疗师能够明白，但是也要足够综合，以解释诸多可能发生的事件。而且，理论在激发治疗师与来访者的希望，认为治愈是可能的同时，还引导着行动朝着成功的结果发展。

理论是指南针，指导心理治疗师在临床实践的辽阔领域中航行。航行的工具需要经过调整，以适应思维的发展和探索领域的拓展，心理治疗理论也是一样，需要与时俱进。不同的理论流派通常会被称作"思潮",第一思潮便是心理动力理论(比如,阿德勒的理论、精神分析),第二思潮是学习理论(比如,行为主义、认知—行为学派),第三思潮是人本主义理论(以人为中心理论、格式塔、存在主义),第四思潮是女性主义和多元文化理论,第五思潮是后现代和建构主义理论。在许多方面,这些思潮代表了心理治疗如何适应心理学、社会和认识论以及心理治疗自身性质的变化,并对这些变化作出了回应。心理治疗和指导它的理论都是动态的、回应性的。理论的多样性也证明了相同的人类行为能够以不同的方式概念化(Frew & Spiegler,2008)。

我们创作这套美国心理学会《心理治疗丛书》时,有两个概念一直谨记于心——理论的中心重要性和理论思维的自然演化。我们都彻底地为理论以及驱动每一个模型的复杂思想范畴所着迷。作为教授心理治疗课程的大学教师,我们想要创造出学习材料,不仅要对专业人士以及正在接受培训的专业人员强调主流理论的重要性,还要向读者们展示这些模型的当前形态。通常在关于理论的著作中,对原创理论家的介绍会盖过对模型进展情况的叙述。与此相反,我们的意图是要强调理论的当前应用情况,当然也会提及它们的历史和背景。

这个项目一开始,我们就面临着两个紧迫的决定:选取哪些理论流派,选择谁来撰写?我们查看了研究生阶段的心理治疗理论课程,看看他们所教授的是哪些理论;我们也查阅了受欢迎的学术著作、文章和会议情况,以确定最能引起人们兴趣的是哪些理论。然后，我们从当代理论实践的最优秀人选中，列出了一个理想的作者名单。每一位作者都是他所代表取向的主要倡导者之一，同时他们也都是博学的实践者。我们要求每一位作者回顾该理论的核心架构，然后通过循证实践的背景查看该理论，从而将它带进临床实践的现代范畴，并清晰地说明该理论在实际运用中情况如何。

这一丛书我们计划有 24 本。每一本书既可以单独使用，也可以与其他几本书一起，作为心理治疗理论课程的资料。这一选择使得教师们可以创设出一门课程，讲授他们认为当今最显著的治疗方法。为了支持这一目标，美国心理学会出版社（APA Books）还为每一取向制作了一套 DVD，以真实的来访者在实践中演示该理论。许多 DVD 都展示了超过六次的面谈。有兴趣者可以联系美国心理学会出版社，获得一份完整的 DVD 项目的清单（http://www.apa.org/videos）。

情绪聚焦疗法（Emotion-Focused Therapy，EFT），积极倡导情绪改变在来访者成长和幸福的永恒或持久的改变中是必要的。情绪聚焦疗法起源于心理治疗的人本主义理论，这一治疗方法描述了情绪表达的效果，并把情绪的适应潜力作为创造有意义心理改变的关键要素。情绪聚焦治疗原创作者之一莱斯利·格林伯格（Leslie Greenberg）博士在本书回顾了这一疗法的发展脉络，阐释了表达情绪以及创造积极情绪怎样导致治愈。在这套循证取向的治疗丛书中，《情绪聚焦疗法》重点强调了帮助来访者接纳、表达和调节情绪，以及赋予情绪意义和转换情绪等方面的策略。毋庸置疑，情绪聚焦治疗增加了丛书的价值。

——乔恩·卡尔森和马特·恩格拉-卡尔森

（Jon Carlson，Matt Englar-Carlson）

参考文献

Frew, J. & Spiegler, M. 2008. *Contemporary psychotherapies for a diverse world*. Boston, MA: Lahaska Press.

Haley, J. 1997. *Leaving home: The therapy of disturbed young people*. New York, NY: Routledge.

CONTENTS
目　录

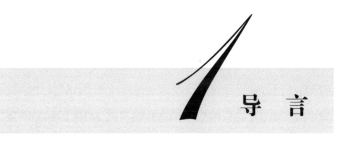

导 言

CHAPTER ONE

如果没有情绪，知识无法存在。这是因为，我们或许能够认识到真理，但是却无法感受到真理的力量，大脑的认知必须加上心灵的体验，我们才能够确信真理。

——阿诺德·班尼特（Arnold Bennett）

情绪聚焦疗法（Emotion-Focused Therapy，EFT）可以定义为关注情绪在心理治疗改变中发挥关键作用的一种治疗实践。我们基于情绪在人类体验和心理治疗改变中的意义与贡献的细腻分析，创立了该治疗方法。情绪聚焦使得治疗师和来访者都要直接关注这样一些策略，促进知觉、接纳、表达、利用、调节和转换情绪的策略，以及在治疗师的帮助下矫正情绪体验的策略。治疗目标为增强自我、调节情绪和创造新的意义。

核心概念

情绪聚焦疗法是一种新人本主义和实验取向的治疗方法，采用当代情绪理论和感情神经科学的术语表述。这一治疗方法源于以下多个理论：心理治疗的人本—现象学理论（Perls, Hefferline & Goodman, 1951；Rogers, 1957），情绪和认知理论，感情神经科学以及驱力和家庭系统理论（Damasio, 1999；Frijda, 1986；J.Pascual-Leone, 1987, 1988；Thelen & Smith, 1994；Weakland &

Watzlawick，1979）。

在数十年前，情绪聚焦治疗最初是作为一种解释人们在心理治疗的不同环节怎样改变的方法（Rice & Greenberg，1984）。现在，它已成为在理论基础和实践应用上枝繁叶茂的成熟理论，充分发展了情绪改变在持久改变中具有核心价值的观点。情绪聚焦治疗的理论前提是针对传统的心理治疗过度强调意识理解以及认知和行为改变，而忽略情绪改变在治疗过程中的核心功能。虽然情绪聚焦治疗并不否认创造新的意义以及行为改变的重要性，但更强调知觉、接纳和理解情绪的重要性；强调在治疗过程中情绪性躯体反应的重要性；强调情绪改变在心理治疗性改变中的重要性。

情绪聚焦治疗指出，情绪一旦激活，其自身具有先天的适应潜力，能够帮助来访者重新澄清不想要的自我体验和改变障碍性的情绪状态，以及这两者之间的交互影响。这种治疗方法把情绪作为关键点，认为情绪是经由进化形成的促进人类生存和昌盛的先天适应系统，这个观点现已获得了大量实证研究资料的支持。情绪与我们最核心的需要相关联（Frijda，1986）。情绪使得我们能够对那些与我们的幸福密切相关的情境保持警觉；通过评估我们的需要是否得到满足，为我们提供哪些情境是好的、哪些是坏的。同样，情绪使得我们在这些重要的情境中作好准备，指导我们采取行动，满足我们的需要。情绪聚焦治疗认为，个体从根本上来说是感情性的。情绪为行动预设了一组基本的加工方式（Greenberg，2002；Le Doux，1996）。恐惧预设了发现危险刺激的加工过程，悲伤提醒我们丧失，因受到侵害而产生愤怒。情绪还是我们基本的沟通系统，当我们表达情绪时，能够迅速地把我们的意图符号化，并影响到其他人。情绪，作为我们基本的意义、沟通和行为定向系统，决定我们是谁的程度。不是"我思故我在"，而是"我感故我在"。后者正是情绪聚焦治疗的基本观点，即我们首先是感受到，然后我们才思考，并且我们经常仅在我们所感受的范围内思考。因此，情绪改变被看作持久的认知和行为改变的基础。

在情绪聚焦治疗中，帮助来访者更好地识别、体验、接纳和探索情绪，发现情绪的意义、转换情绪以及灵活地管理情绪，来访者也将因此变得更擅长理解情绪提供的重要信息，并使得他们自身和他们的世界更有意义。同样，来访者进而更擅长使用这些信息，使得他们的生活更加适应和生机勃勃。在治疗中，还将鼓励来访者面对让他们畏惧的情绪，从而能够加工和转换这些情绪。在情绪聚焦治疗中，指导治疗干预的一个主要假设为：情绪转换只有在个体接纳这些情绪时才能够发生。情绪聚焦治疗方法是帮助来访者觉察和建设性地使用他们情绪的治疗方法。

情绪聚焦治疗产生于，并且是对西方心理治疗过分强调认知和行为的回应。由于意识层面更容易觉察认知，因而在治疗中聚焦于认知比聚焦于内隐的情绪更容易；并且，由于意志控制更容易在行为上体现，因而在治疗中改变行为比改变自动的情绪反应更容易。情绪聚焦治疗试图改变这种治疗的关注点，重点强调了适应性情绪和适应不良情绪两种体验在心理治疗改变中的关键作用。

　　情绪聚焦治疗临床应用的关键特征为，其区分了概念性知识和体验性知识，并指出当人们综合使用这两种类型的知识时，比单独使用理性更明智。对一个能够体验的有机体来说，意识被视为无意识有机体功能进化金字塔的顶端。在对还不明朗情绪体验的直接的觉察中，有机体运用多次试验来集中注意力，增强体验的生动鲜明程度，进而能够在意识中用符号表达。在心理治疗中，情绪被聚焦为躯体体验，来访者不仅接受这些体验，还将直接地对这些体验施加影响从而促进情绪的改变。在这种叙事中，情绪是生物体自身与他人相互连接的枢纽，为我们的生活提供完整的图景（Angus & Greenberg，待发表）。

　　在这种治疗过程中，核心的问题是帮助来访者辨明，在什么时候需要运用适应情绪的指导，并服从适应情绪所需要的改变；在什么时候需要改变适应不良的情绪；在什么时候来访者需要调节那些对他们来说太强烈的情绪反应。这种治疗方法的关键理念为，为了获得情绪提供的信息，实现情绪所需要的改变，来访者必须体验情绪。仅仅谈论他们的情绪，来访者不会改变他们的情绪；而是应通过理解情绪的起因，或者改变信念，被接受和体验的情绪才能够被改变，才能够实现相互矛盾情绪的转换，并成为创造新的叙事意义的基点（Greenberg，2002）。

　　情绪聚焦治疗虽然认为改变情绪对治疗人类心理问题具有核心的价值，但是，这并不意味着情绪是治疗过程的唯一关注点。很多的心理问题具有生物、情绪、认知、动机、行为、身体、社会和文化等方面的病因，并且这些病因都需要关注。情绪聚焦治疗对动机、认知、行为和人际交往等都采用综合聚焦的策略，只不过将对情绪的聚焦作为实现改变的基本通道。这种治疗方法帮助来访者理解他们终生相伴的人际关系的复杂特性，帮助来访者理解他们的问题所具有的心理—基因方面的病因，帮助来访者以健康的方式管理思维、行为和人际交往。情绪聚焦治疗师在治疗过程中会积极关注以下成分：①创设共情的咨询关系，促进来访者的康复；②仔细地探索和辨别来访者的情绪体验，并分析这些情绪体验的起因与动力关系；③鼓励来访者遵循和接纳情绪为他们提供的信息，而不是为了摆脱情绪进行重复的情绪发泄；④关注那些阻断来访者接近他们情绪的障碍；⑤引入新的情绪来改变、适应不良情绪；⑥反思情绪并用符号化的方式表达，从而创造新的叙事意义。

　　无论是从事个体、夫妻还是家庭治疗的治疗师，理解情绪以及情绪的动力系统对他们的职业成功都是必要的，这是因为，来访者为改变所付出的任何努力都包括情绪。因此，本书讨论的问题和方法对所有形式的心理治疗都具有启发和应用价值。当下，情绪聚焦治疗被越来越多的夫妻治疗师和个体治疗师所采纳，关注和处理情绪被融入到心理分析和认知等取向的治疗之中，并且，许多综合取向的治疗师把情绪聚焦治疗也融入到他们的临床实践之中了。

　　虽然情绪聚焦的方法可以应用到所有的治疗取向中，但是聚集情绪治疗自身不是一种简单的、约定俗成的治疗。相反，情绪聚焦治疗是一种在理论基础和治疗实践上都很复杂的治疗，掌握这种治

疗所要求的共情关系以及情绪激活方法需要丰富的经验。本书试图
展示这种治疗取向的独特魅力，但这将仅仅是一个好的开端，作为
本书作者，我希望这本著作能够激励您学习更多的东西。

概念框架

聚焦情绪治疗（Elliott，Watson，Goldman & Greenberg，2004；
Greenberg，2002；Greenberg & Johnson，1988；Greenberg & Paivio，
1997；Greenberg，Rice & Elliott，1993；Greenberg & Watson，2006；
Johnson，2004）是一种实证的、综合的、体验的治疗方法（Greenberg，
Watson & Lietaer，1998）。这是因为，这种治疗把以来访者为中心
治疗（Rogers，1959）、格式塔治疗（Perls，Hefferline & Goodman，
1951）、体验治疗（experiential therapy，Gendlin，1996）以及存在主
义治疗（Frankl，1959；Yalom，1980）的成分，与当代的情绪、认
知、依恋、人际关系、心理分析以及叙事理论等结合，辩证地建构
为新的基础理论（metatheory）。个体取向的治疗最初被命名为过
程体验心理治疗（process experential psychotherapy）（Greenberg，
Rice & Elliott，1993），这反映了这一治疗方法根源于并且汲取了
人本主义和体验取向的治疗原理。在近年来的发展与变化中，强调
了情绪在理解人类的机能和治疗中的核心价值，这一改变使得疗法
的命名从过程体验治疗改为情绪聚焦治疗。然而，情绪聚焦治疗这

一术语最初是用来描述夫妻情绪聚焦治疗，即改变夫妻交往，重建夫妻感情联结的关键点在于夫妻双方潜在情绪的表达（Greenberg & Johnson，1988）。情绪聚焦治疗这个术语是一个合成词，涵盖了个体和夫妻两类来访者使用这种治疗取向。我曾声明，这个术语是一个合成词，用来表示在所有的治疗干预中，把情绪作为主要关注点的治疗（Greenberg，2002）。

　　情绪聚焦治疗的理论基础为，有机体具有存在、成长和完善的先天倾向。成长倾向被看作适应性的情绪系统的一部分（Greenberg，Rice & Elliott，1993；Perls，Hefferline & Goodman，1951；Rogers，1959）。即这个观点认为，情绪主宰我们生命最重要的内容。情绪是我们受到重要影响的信号，这些影响通常关系到最深层次的利害关系和最重要的人际关系。情绪使得我们能够与他人建立联结，获得能量，充满爱，以及对这个世界充满兴趣。然而，有时情绪也会让我们做出一些我们不能理解的事情，或者让我们感到遗憾的事情。同样，情绪和其他心理感受一样，也是模糊的，不能明确地表达，只有当我们把这些朦胧的感受符号化，并且向他人表达，这些感受才会变得清晰和有意义。同时，情绪也是带领我们发现真正自我的向导。基于这两个方面的观点，情绪聚焦治疗把来访者看作他们自己体验的专家，因为来访者最接近他们自己的感受，同时他们还是自己感受意义的建构者。

　　情绪是激励行为的重要力量。人们通常做他们喜欢做的事情，而不是理性或逻辑上应该做的事情。这意味着，为了获得人们行为上的改变，需要改变激励他们行为的情绪。同样，情绪也影响思维。例如，人们愤怒时，多想着让他们生气的事；悲伤时，多想起伤心往事。为了帮助人们改变这种思想方式，治疗师必须帮助他们改变自己的感受。例如，重新评价自我价值，并发生深刻的转变，同时，这种改变不是仅仅基于证据或者逻辑的认知改变，而是由于态度这一高度依赖感情的心理现象的改变。实现自我更有价值的转变，需要个体对自我的基本感情定向和个体对自我的基本加工模式两个方面的改变（Whelton & Greenberg, 2005）。因此，关于自我、世界和他人基本观念的改变，从机能上来说依赖情绪改变。情绪不仅仅控制我们对待自我和他人的观念，而且强烈地影响人们之间的交往。情绪表达控制并改变人际交往。例如，愤怒产生人际距离，鉴于此，息怒是最直接的改善人际交往的方法。因此，人际冲突可以通过改变人们的情绪表达而获得修复（Greenberg & Johnson, 1988）。

因此，在治疗时，治疗师鼓励来访者注意瞬息万变的体验，并通过持续地关注感受和情绪，培育这些体验的适应性功能。然而，情绪改变存在一个基本悖论，即改变的发生最初源于接纳而不是致力于改变。痛苦必须被允许和接纳，从而才能被充分地感受和聆听。只有先被接纳，痛苦才会改变。在这种治疗过程中，来访者和治疗师是我—你的治疗关系，这种关系基于以下原理：在场、移情、接纳和一致（Buber, 1958；Geller & Greenberg, 待发表；Greenberg & Watson, 2006；Rogers, 1959）。这种咨询关系提供了一种充分接纳的人际关系，促进对适应性需要的关注，确保来访者向着优化的成熟与适应方向灵活成长。

因为具有生物基础的情绪是适应行为的指导者，由此可以推论，人们持续地生活在使他们的情绪具有意义的加工过程中。因而，在情绪聚焦治疗中，为了创造新的意义，促进叙事性改变，将始终如一地鼓励来访者认同和符号化他们的内在体验，并在身体上充分感觉。治疗被看作通过对内在体验和感受的接近与觉察，促进意识选择和理性行动的过程。因此，当来访者能够用词汇符号化他们的内在体验，比如"我感到悲伤"，或者"我感到我在家庭中如此微不足道，好像一个多余者"，他们即创造了一种指导他们生活的意义。

心理健康是一种能够适应环境，并能创造新的反应、体验和叙事的能力。因此，治疗的目标之一就是转变适应不良的情绪反应，并获得适应性的情绪反应，以指导生命完善的过程。功能不良心理现象的产生源于多个不同的情绪机制，比如，缺乏情绪觉察，逃避或者疏离情绪体验，习得适应不良的情绪图式，叙事意义的创造过度刻板或者功能不良（意义创造），以情感为基础的自我的不同成分存在冲突，以及自我与他人之间没有解决的情感（Greenberg & Watson，2006）。

情绪聚焦治疗的目的在于帮助来访者发展他们的情绪潜力和情绪智力（Greenberg，2002）。情绪能力包括①觉察情绪体验；②调节和转换适应不良的情绪；③发展积极的身份认同叙事。总之，情绪能力被看作能提高个体处理日常生活问题，并且能增进自我各成分以及自我与他人之间亲密感的能力。

总 结

情绪聚焦治疗的基本思想：虽然情绪从根本上来说是适应性的，但是，由于多种不同的原因，情绪本身可能成为心理问题或者障碍。这些原因包括过去的创伤，情绪方面的技能不足（例如，从来没有学会在意识状态下对情绪体验进行符号化加工，或者被错误地告知要忽略或摒除情绪），或者情绪逃避（因为害怕情绪对自我或他人的强烈冲击）。然而，情绪逃避会导致人们损失一部分智慧，这是因为，情绪会揭示在当下的情境中对人们来说什么是最重要的，并指导人们采取情境要求的行动，以获得人们需要的或希望的结果。如果一个人知道自己愤怒或者悲伤了，这是在告知这个人的需要没有得到满足。因此，让人们逐渐地觉察到自己的感受，是帮助他们确认自己困境性质的第一步。然后，人们才能够知晓，在这个特殊的情境中什么是他们应该采取的最佳行动。久而久之，觉察到情绪、调节和运用情绪，甚至在必要时转换情绪的能力，会让人们获得生命完善感，帮助人们更有效地执行行动。情绪聚焦治疗最核心的理念为，"为了改变某种情绪，人们必须先感受到这种体验"。

在情绪聚焦治疗中，要帮助来访者确认、体验、接纳、调节、探索、创造叙事意义，转换、运用并灵活地管理情绪。因而，来访者将会对以往逃避的情绪更加容忍，并能够更好地从情绪反应中提取所包含的重要信息，这些信息通常会揭示个体的需要、目标、利害关系等。觉察到情绪也会让人们在采取行动时更符合情绪倾向性，从而帮助人们更接近他们的目标。情绪聚焦治疗通过帮助人们更娴熟地运用情绪信息和行动倾向，获得更适应和更积极向上的生活。

　　这一治疗方法正逐渐流行并被人们广为接受。鉴于这种治疗方法是一种循证取向的治疗，现在主要在大学本科和实习医师培训课程中讲授。认知—行为取向的治疗方法现在也开始关注情绪，并且迅速地吸收了情绪聚焦治疗中的许多内容。心理分析治疗一直以来致力于解释情绪问题。虽然曾经没有系统理论，但是现在，也开始在治疗环节以及医患关系方面更多地关注情绪。

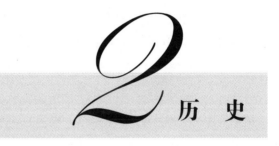

历 史

CHAPTER TWO

　　情绪聚焦治疗在理论构建上，汲取了来访者中心疗法、格式塔治疗、体验治疗以及存在主义治疗的营养成分，并用现代认知与情绪理论的"平底锅""煎炒烹炸"，使之充分融合。在心理治疗发展的历史上，人本和体验取向的治疗被合称为"第三势力"，其产生于 20 世纪 60 到 70 年代之间的北美，是继心理分析和行为主义之后的新的治疗取向。人本主义者对人类的本性提出了比行为主义理论和心理分析理论的决定论观点更为积极的主张，他们坚信人类足智多谋，有自由意志和选择的能力。在人本主义者看来，主观体验能够影响行为，人类有能力执行行为并且创造新的行为。

　　情绪聚焦治疗通过汲取情绪和认知科学的新进展以及心理治疗研究的新变化，超越了其来源的第三势力（Greenberg，1986），形成了一种最新式的人本主义的、过程定向的和情绪聚焦的治疗方法。情绪聚焦的治疗最初针对因人际交往问题而产生中等程度抑郁的患者，但是现在已经扩展并应用于多种多样有着不同症状的患者，而且治疗效果显著。针对的症状包括抑郁、创伤、夫妻关系困扰，以及现代社会存在的进食障碍、边缘人格障碍、焦虑障碍（Dolhanty & Greenberg，2008；Greenberg & Wastson，2006；Warwar，Links，Greenberg & Bergmans，2008）。这一章将概述情绪聚焦治疗的发展过程，首先总结这一治疗方法的起源理论，然后解释影响这种治疗方法成为一种独立方法的相关概念。

来访者中心理论

情绪聚焦治疗的源头可以追溯到来访者中心取向（Rogers，1959）。在这种治疗方法中，认为功能不良是由自我概念与经验之间的不一致造成的。当自我概念（我很强壮）与经验（感到虚弱）之间存在分歧时，个体将意识到威胁，因而产生焦虑反应。罗杰斯指出，有机体的经验提供了最基本的存在信息，这里讨论的经验包括所有可能被有机体感知到的瞬息万变的感受。从罗杰斯的动机理论来看，人类潜能的自我实现是人类所有行为的根本动力。罗杰斯还坚信，当人们受到自我实现倾向的引导时，将是值得信赖、可靠和建设性的。情绪聚焦治疗的倡导者像罗杰斯一样，认为人类具有成长和发展倾向。但是，成长和发展倾向与自我实现倾向不同，自我实现倾向强调人们要实现他们所有的潜能，即意味着要成为最好的自己。情绪聚焦治疗认为，人们的成长和发展倾向表现为在适应环境的过程中逐渐成熟和复杂，生存能力增强，发现自我（Greenberg，Rice & Elliott，1993）。

虽然罗杰斯预设了人类基本的动机力量，但是，要使得他的理论具有意义，还需要进一步解释两方面的内容。第一，有机体的价值化加工，这是因为实际存在的机构评估什么是好的，什么是坏的，并且这种评估会指导有机体的自我实现倾向。第二，从实质上来说，这是人类第二项主要的动机力量：获得他人积极尊重的需要。这种动机力量衍生出什么是有价值的条件，进而影响人们的自我概念，即在他人眼里什么样的人是他们应该成为的。自我概念被看作由自我实现倾向来保持，是自我实现的派生物。

当自我实现倾向、保持自我概念的需要、获得他人积极尊重三者之间相冲突时，对个体来说，一种解决方法就是否认或歪曲他或她的机体经验。然而，当生命所处的情境使得这种否认或歪曲难以实现时，人们将产生焦虑或者使用防御机制，一般还会表现出一定程度的心理不安。罗杰斯没有进一步讨论保持这三方面一致的其他方法，但是，情绪聚焦治疗明确地提出了一些解决方法，如攻击自我，攻击给予自我条件化限制的他人，或者否认获得他人尊重的需要（激进主义的自我独立）。

在罗杰斯（1959）观念中，来访者中心治疗是有效果的，这是因为治疗性的人际关系为来访者内化价值条件提供了解药，当来访者被作为他们自己来看待时（共情），他们可获得正确的体验，并且在无价值条件的状态下（无条件积极尊重）获得真诚的（内在一致）接纳。作为情绪聚焦治疗的治疗师，我们吸收了来访者中心治疗的这些核心观念，作为我们建立治疗性关系的基础；同时，我们进一步指出，由于在这种治疗关系中，由价值条件产生的人际焦虑减少，以及来访者被治疗等，从而允许来访者能够忍受较多的个体自身的焦虑，这将帮助来访者积极关注和探索先前否认或歪曲的诱发焦虑产生的内在经验（Greenberg, Rice & Elliott, 1993; Rice, 1974）。

治疗过程研究逐渐地开始影响罗杰斯的理论，并且证明来访者在治疗过程中的直接经验与治疗效果相关（Gendlin，Jenney & Shlien，1960；Kiesler，Mathieu & Klein，1967）。因此，罗杰斯进一步提出了来访者在治疗过程要经历七个阶段的概念，并把这个概念操作化为过程量表。另外，简德林（Gendlin）等还编制了与过程量表相关的来访者体验量表，用来测量个体距离或参与到他或她体验的程度（Klein，Kiesler，Matheiu & Gendlin，1969）

聚焦体验

简德林（Gendlin, 1962）在他自己的心理治疗解释中，论证了体验（experiencing）这一独立的身体感受过程是构成心理现象的基本资料。我们应注意到这些基本的信息对健康的生活来说是必需的。简德林论证了优化的自我加工包含在任何时候都要增加对自我体验的运用，在这个加工过程中，感受到的意义与词汇符号相融合，产生外显的可交流的意义。然后，个体才能够离开更结构化的、否认不一致的加工模式，采用功能性的过程思考模式。情绪聚焦治疗吸收了这种过程思考模式。

阻碍体验加工过程的原因被认为是功能不良。在简德林（1962）看来，不是知觉的内容，而是体验的知觉方式是需要解决的问题，即功能不良者体验的结构和模式，而不是他们当下所体验的事件是问题的根本。既然如此，那么，有效的治疗应直接指导来访者注意到他们当前的体验，并且用体验的表现来影响生理状态和意义创造。简德林（1996）用聚焦表述这种治疗过程。

简德林思想的核心为，人类的体验是错综复杂的，只有很少的部分能够合乎语法并被清楚地表达。人们所体验的总是远远多于他们能用语言或概念表达的，但是，如果人们注意他们的体验，通常能够找到描述他们体验的词汇或符号。聚焦包括依据体验挑选词汇，并找到体验与词汇之间最适合的配对（是的，捕捉到它了）。在这里，简德林用感受信息[1]（felt sense）这个术语来指代词汇捕捉的对象。需要强调的是，可以通过多种多样的方式清晰地表达身体的感受信息，但是表情却不具备这种自由的表现力。没有适当词汇表述的感受信息是非常模糊的，但是，一旦找到了确定的适合词汇，感受信息又是非常准确的。因此，治疗的过程与目标就是把不明朗的意义逐步澄清外显。

持续的感受加工过程与对这些感受的注意相互作用产生一种特殊的感受，即"这"。然后，这种感受被归为某种类别之中。简德林把这种个体可以直接参考的路径称为"直接参照物"（direct referent），用简德林的话语来说，就是用语言符号表达感受信息，跟随感受信息向前。正如帕顿·坎贝尔（Purton Campbell）所注解的，只有这样才可能在"找到与制作、发现与创造"之间画出一条截然分明的界线。当我们用手握住一个球时，握持的方式是球和手两方

---

[1]　有学者把"felt sense"译为"体会"。鉴于简德林的对这个术语的定义，felt sense 是指 the unclear, pre-verbal sense of 'something', as that something is experienced in the body。因此，译为感受信息。—译者注

面机能结合的结果。在参照物模糊不清时，体验也是朦胧含蓄的。但是，如果注意到它，即像用手握住球一样，那么这种体验会逐渐清晰、明朗起来。在这里，蕴涵（implying）不像逻辑学上的推理，需要更多的内容才能使其完整。因此，自主的情绪反应和寻找意义的倾向，两者可能会导致身体所处状态的改变。但是，由于感受信息不是意识的中心，因而可能被忽略。感受信息蕴涵了能够感受到什么，但是除非来访者注意到某种感受信息，否则感受信息自身不能被充分地组织为能够被识别的感受形态，因而，也不能在心理层面上得到加工。

从这个观点来看，语言是意义的创造者，而不是通过"对应""反映"或"与……相符"的方式使得"某种非语言的现实"获得了意义。因此，符号化（symbolization）不再仅包括符号与体验之间的相符和一致。这个观点在罗杰斯符号与体验相符论的现象学基础上，引入了更为复杂的建构主义成分。情绪聚焦治疗采纳建构主义者的观点，把情绪与符号之间的互动作为意义创造的核心。

感受信息与情绪性反应不同，情绪性反应包括某些特殊的行为方式——活动（比如哭或笑），我们在自身所处的错综复杂的情境中，可能无法厘清情绪性反应的来龙去脉。感受信息又是指什么呢？是指身体对情境要求的直觉反应，通常不能完全用词汇来表达。简德林使用"感受信息"这个概念时，不是用这个概念表达外显的情绪（如恐惧、愤怒、悲伤），也不是用这个概念表达身体感觉（如无聊、紧张）。例如，因丧失而生出悲伤的感受信息状态通常反映了整个情境，而不仅仅是悲伤。这种感受信息还包括对爱人的怀念，对爱人在个体生命中不可替代和独一无二的重要价值的感受，对爱人离去后不知道怎样继续生活的感受。根据简德林的观点，感受信息和情绪不同，情绪是对具体情境的具体反应，与感受信息相比，具有较少的错综复杂的特性。

然而，当简德林讨论到情绪时，他通常只讨论人们在情绪侵入时的体验，并且把这些体验称为"纯粹情绪"（sheer emotions）。在情绪聚焦治疗中，区分了不同类型的情绪与简德林的纯粹情绪之间的差异。从简德林的观点来看，纯粹情绪是一类特殊情绪的参照（secondary emotion，衍生情绪）。情绪聚焦治疗师赞同简德林的观点，反对把情绪表达看作宣泄或排斥的观念。但是，我们指出基本情绪（primary emotions），而非纯粹情绪，是构成体验的基础要素。洞察和表达这些情绪对人们的信息加工、行动倾向和需要的满足都是非常重要的。

因此，虽然简德林和罗杰斯都把体验作为存在的基本信息资料，但是情绪聚焦治疗把情绪作为基础性规定，并把体验作为较高级别的、大量感情性反应和意义的复杂派生物，是多种水平和多种类型的心理加工的合成品（Greenberg & Pascual-Leone，1995，2001）。因丧失而产生的悲伤是一种基础性反应，然而对所爱之人在个体生命中不可替代的重要作用的反应，以及不知道自己该怎样继续生活的感受状态则是复杂的派生体验。情绪聚焦治疗不仅赞同简德林论述的感受信息状态的重要价值，还认识到情绪以及情绪唤醒的重要价值。情绪聚焦治疗师坚信，不仅感受信息必须被注意，并通过符号化的方式创造意义，而且某种类型的情绪，比如恐惧、愤怒和悲伤等也必须被唤醒和调节，才能够为我们提供可洞察的隐含评价、行动倾向以及需要等方面的信息。这些信息帮助我们决策什么是好的，并引领我们以适应的方式行动。

从临床实践中的术语来看，简德林（1996）发展了一种方法，他称之为"聚焦"（focusing）。聚焦的第一阶段是注意身体的感受信息状态。当个体做到时，情境的感受信息状态将变得清晰。第二个阶段是展现（unfolding）。通过注意感受信息，个体会发现自己正完全打开，新的意义凸显出来。聚焦的第三个阶段是整体应用（global application）。在这个阶段，个体会体验到当下的状态与其他的情境、背景以及记忆等构成的联想洪流，顿悟当下问题的全面感受是怎样的。

罗杰斯最初只提出一个简单的治疗目标，即检查个体的理解。而简德林的观点则引入双重的治疗目标：不仅理解环境，而且深化体验。除共情性理解之外，注意当下的感受体验成为新的治疗目标。这个治疗目标也催生了体验心理治疗的产生和发展，认为关键的心理加工过程和目标依赖于体验。情绪聚焦治疗不仅赞同简德林双重治疗目标的观点，而且引入新的治疗目标，拓展了这种治疗方法。情绪聚焦治疗提出了标记引导的、过程指导的治疗策略，认为治疗过程不仅包括共情理解、体验的深化，还包括多种多样的情境—特殊的目标，比如改善、注意、表达、调节和符号化情绪，这些目标的选择依据来访者所处的治疗阶段以及来访者的状态。由此，情绪聚焦治疗除了传递共情和深化体验之外，还提供了多元目标。这一治疗模型在不同的时间使用不同的方法，以促进专属的情绪加工过程。

因为情绪聚焦治疗采用多元目标和特殊干预，导致了争议，即与以来访者为中心、格式塔或人本—存在主义的原理相比，这一治疗模型的观点是否正确。典型的以来访者为中心治疗师把非指导的和治疗性态度看作治疗的关键成分，因此他们可能认为使用治疗技术以及让治疗师的意图来影响来访者太过于直接，或者具有非人际关系的特征。格式塔治疗师认为，在治疗过程中任何直接的目标，或预设的干预和改变都与经验开放的准则相背离，并且认为使用特殊的治疗技术太过于局限于方法的规定性，因而对来访者来说不够真诚或缺乏人际关系的特征。针对这些争论，情绪聚焦治疗指出，其指导是加工过程的（process directive），不是内容的（content directive）；并且，只要治疗师不将对来访者经验的理解强加于来访者，那么使用特殊的治疗程序不足以和"人际关系治疗原则"相冲突，或者和"来访者是他们自身经验的专家"这一基本理念相冲突。在情绪聚焦治疗过程中，治疗师不是来访者当下体验或将来体验的专家，而是帮助来访者如何体验的专家。同样，使用某种治疗技术不是为了制造来访者的体验，而是为了使得来访者的体验生成。因此，从某种意义上说，在治疗性的人际关系条件下使用标记指导的干预，以及对治疗方法的强调，是情绪聚焦治疗的独特贡献。这些创新从来无意减弱来访者为中心的人际原则以及我—你人际关系的治疗意义，治疗师和来访者之间依然是开放的、真诚在场以及彼此反应的关系。情绪聚焦治疗的干预方法一直以来被看作特殊的人际方式，而不是技术性的处理，而后者倾向于把人看作物体。因此，使用技术不会妨碍治疗中的我—你对话，或者与来访者是改变的执行者的人本主义观念相冲突。

格式塔治疗

格式塔治疗（Perls，1947；Perls，Hefferline & Goodman，1951）原则是情绪聚焦治疗的核心成分。和罗杰斯一样，皮尔斯（Perls，1969）指出，许多心理困境都是冲突的结果。在格式塔治疗中，冲突是指个体当下正努力实现的自我意象与自我实现趋势［self-actualizing tendenc（罗杰斯把这种趋势称为机体的经验）］的不一致。在格式塔理论中，认为内化的价值条件会干扰个体的自我实现，这是因为，内化的价值条件使得人们在行动和体验时会依据他们"应该"而不是他们的感受和需要。在人格结构中，作为执行成分的主我（I）要么与客我（me）相等同，要么与之相背离，客我由自发的、不能用语言表达的体验构成（詹姆斯，1890）。因此，觉察到体验各成分之间的一致性等同或者相互背离的加工过程是实现健康的重要通道。觉察的功能为人们提供了万一选择自己的体验并按照体验来行动的可能（Perls，et al，1951）。由此，治疗过程将为来访者提供可以促进他们有意觉察的专长，从而激活他们的体验成为自我生命意义创造过程中积极的执行者。在这种治疗过程中，允许来访者从这种体验开始，即"我是一个正在思考、感受或做这些事情的人"（Perls，et al，1951）。

皮尔斯一直致力于先天组织倾向的观点，并强调自我调节是一种自然或组织的倾向。有效的自我调节依赖于感受和需要的分化，感觉觉察使得这种分化得以实现。在皮尔斯的理论中，一个核心的假设为：健康的机体"知道"什么对它来说是好的和应该吸收的，什么对它来说是坏的和应该拒绝的。格式塔治疗理论采用了动态的、场论取向的动机观点，这种动机观认为，最主导的需要从情境中凸现出来，并成为一种有组织的场。例如，无论人们是想约会，需要一个驾驶之家，还是寻找一份工作，都会成为某个组织中的一员。机体的智慧通过需要的自我凸现并指导行动得以体现。生命是一个需要不断产生和满足的过程，一旦需要得到满足，下一个更为急迫的需要又将凸现并寻求满足。多种多样的需要似乎是格式塔理论最根本的关注点。然而，需要怎样产生，依然是未解之谜。

根据格式塔理论，健康的心理包容自身凸现的体验，与此同时，功能不良的状态恰恰是背离或者疏离了自身的体验。当需要满足的加工过程被阻碍，心理病理或功能不良将产生。这种现象的产生是因为缺乏觉察。有多种阻碍需要满足的机制，包括内化、规划、改装（retroflection）、妨碍觉察、阻止环境与需要满足之间的联系。

其他的冲突，比如分歧、习惯、没有完成的事务、逃避以及灾难等也被认为是阻碍觉察和需要满足并且产生功能不良的重要机制。另外，格式塔理论把个体看作由不同的部分构成，其功能的发挥取决于各个端点的融合。从本质上来看，这个论述提出了自我的模块化观点，即在个体身上存在不同的成分，这些成分需要被融合在一起，并且会因为缺乏融合而产生功能不良。上述的这些观点也被情绪聚焦治疗所采纳。

格式塔理论家们还提出了自我的加工过程模型（Perls，et al，1951）。根据这个模型，自我通过与体验的联系获得存在（我感故我在）。由此，自我从个体内部移出，并成为一种场论指导下的加工过程（Perls，et al，1951；Wheeler，1991；Yontef，1995）。情绪聚焦治疗和动态系统理论都把自我看作加工过程的结果，从术语上来看，把自我看作内部和外部的交汇点，是场中所有成分的动态合成。因此，自我在个体的表层形成，而不是内部的某个深处。并且，自我在持续不断地变化，只要有机体与环境之间的接触边界发生改变，自我也将相应变化，以满足需要、解决问题、处理障碍。从这个观点来看，没有一个所谓的真正自我，并且场（环境）对理解体验有着重要的意义。情绪聚焦治疗关于自我形成的辩证的建构主义理论源于这些对自我功能论述的观点，这个理论把自我看作动态的组织系统，即自我既是执行者，同时还处于不断形成的过程中，这个过程受到作为执行者的自我与环境之间互动的影响。

在格式塔治疗中，核心的加工过程是通过对感受、感觉和肌肉状态的注意来提升觉察。在治疗中，通过训练，使得来访者能够追随他们与环境联系或者从环境中退出时所产生的体验。追随觉察是一个持续的过程，因为体验会在需要被识别、执行行动、满足需要、目标实现或者追随兴趣等不同状态下随时发生变化。因此，格式塔治疗为来访者提供一种能够觉察到自己在这些事情发生时创造性地建构现实的方式。这样做是为了帮助来访者体验他们是现实的建构者，辨别和改造那些阻碍与当下现实联系的未完成的事务。情绪聚焦治疗也融合了格式塔治疗实践中的这些方面。

格式塔治疗从风格上来说是加工过程导向的；治疗师给出建议和观察结果。首先，治疗师不是对来访者给予共情性反应，而是在治疗干预中使用分级试验。这种试验的方法包括在治疗疗程中设置任务目标，但不是通过完成任务来发现什么新东西。从本质上来看，试验包括"试试这个"，然后是追随"你现在体验到什么"。情绪聚焦治疗也从格式塔治疗实践中采纳了一些关键试验，并且修改了这些试验，使其在治疗中的使用更加清楚；同时，对试验导致的改变的加工过程的说明也更加清晰。总之，情绪聚焦治疗既融合了格式塔治疗重视的进入、增强情绪体验和觉察，又融合了来访者中心治疗重视的提供安全的人际关系以及体验治疗重视的深化体验。在觉察中获得生动的体验，寻找觉察的边界都是情绪聚焦治疗重视的内容。

存在主义治疗

存在主义治疗影响了情绪聚焦治疗的产生，拓展了其对待人类本性和生命终极价值方面的观念。存在主义者是更倾向于未来取向的，认为人们一直努力向前，受到目标和理想的激励。他们坚信可能性、潜力、天资和能力。人们的存在好比在现实世界中，不断地从多种可能性中实现某种具体的可能性。另外，就人类来讲，有能力理解他们具有的可能性，因此，如果没有实现某种可能性，也会觉察到。每一个个体不得不选择实现哪些可能性、放弃哪些可能性，并为自己的选择负责。从这个角度来看，治疗的中心在于帮助人们选择实现哪种可能性。

从存在主义者的观点来看，没有先天的"本质"先于存在，人们决定自己的存在状态。人们生来在道德上是中立的，不但会喜好健康与美好，而且会追逐疾病与邪恶。然而，存在主义者认为人们具有先天的价值理性，有能力知道美好与邪恶之间的差异，有能力作出抉择。弗兰克尔（Frankl，1959）提出了"意义意志"作为人类功能的动力。情绪聚焦治疗也采纳了这种观点，把意义的创造作为人类功能的中心点。

在存在主义理论中，功能不良的产生被看作由于缺乏真诚、疏离体验，以及由此必然产生的缺乏意义、孤独和存在焦虑。就存在作为天赐之物而言，有多种必然发生的焦虑，比如限制、自由、孤独和无意义等终极担忧（May，1977；Yalom，1980）。人们对这些终极担忧的觉察所产生的焦虑会导致防御机制的激活，这将阻碍人们作出真诚选择的能力。对存在主义者来说，觉察到这些终极担忧，从而导致焦虑和防御（May，Yalom；1989；Yalom，1980）。情绪聚焦治疗采纳了存在主义治疗把处理终极担忧和选择作为治疗中心的观点，并在治疗实践中作为一种可能的治疗焦虑的方法使用。

情绪聚焦治疗成为一种独特治疗方法的发展轨迹

情绪聚焦治疗的产生一方面源于循证取向治疗对心理治疗改变过程的理解（Greenberg，1979，1986；Rice & Greenberg，1984），另一方面源于对情绪在人类功能中作用的兴趣（Greenberg & Safran，1984，1987）。早在20世纪70年代初，纽约大学的劳拉·莱斯（Lura Rice）和我认为，治疗性改变既是以来访者为中心的人际情境构成的有助于人际关系的结果，又是在治疗中发生的显著事件的结果，但后者产生了具体的加工过程与类型的变化。随后，我们逐渐认识到特定的显著性改变事件可以作为认知—感情问题的标志物，标志着来访者对某种类型的治疗干预敏感。我们把来访者解释为问题解决的积极执行者，他们的努力会受到治疗师治疗性干预的促进。我们把来访者和治疗师共同努力改变的问题作为治疗任务。这个观点衍生出标识引导、加工过程诊断等不同的治疗干预，这些策略是情绪聚焦治疗的支柱。我们最先研究的两项治疗任务为：①通过系统地激活记忆修正问题性的反应，这个治疗任务的提出来源于来访者中心治疗；②通过双椅对话技术修补自我与体验之间的缝隙，这个治疗任务的提出来源于格式塔治疗（Greenberg，1979；Rice & Greenber，1984）。

在我接受以来访者为中心和格式塔治疗的临床训练中，我还接触到萨提亚（Satir）的系统论取向，同时对帕斯夸尔·里昂（J. Pascual Leone）新皮亚杰主义的心理建构模型非常着迷，这个模型指出，体验由自动激活的图式和有意的加工过程（比如注意和推理）两者共同作用的结果所决定。情境可能会作为线索推动特定反应的发生，但是，人们作为执行者也会注意或没有注意到该线索，因而人们会放大或者打断他们自动的反应进而影响到他们的体验（J. Pascual Leone & Johnson，1999）。这个模型对感情的作用作了一些说明，认为感情能够促进图式的激活，但是没有把感情作为认知问题解决的聚焦点。

我在治疗培训结束了后，进一步研究了改变的加工过程（Greenberg & Pinsof，1986；Rice & Greenberg，1984），这使得我逐步确信情绪是治疗性改变的中心，并且感情不仅促进图式的激活，而且指导我们解决生活问题的加工过程。我在研讨文献时看到，大多数功能理论和治疗理论，都非常忽视情绪，或者没有清晰地解释情绪。最初，我提出并完善这个临床观点受到如下来访者的影响，如门诊病人、私人诊所、大学和中学咨询中心的来访者。信任和接纳的人际关系是治疗效果的关键成分，因为这种形式的人际关系满足来访者暴露私密感受的安全需要，同时为来访者提供因为共情性的感情协调而发生的正确的情绪体验。这些来访者通常过度地调节情绪，因此，帮助他们更多地觉察到情绪并且体验情绪好像是最关键的，而不仅仅是谈论情绪。

情绪聚焦治疗的雏形最初在两本书中呈现，分别是《改变的模式》（*Patterns of Change*，Rice & Greenberg，1984），《心理治疗中的情绪》（*Emotion in Psychotherapy*，Greenberg & Safran，1987）。在这两本书中说明了采用标识指导干预的基础，以及理解治疗改变中的情绪。从一开始，我的目标就是研究改变的加工过程，并把情绪融入到个人和夫妻治疗之中，而不是另立门户，发展一种新的治疗方法（Greenberg & Johnson，1986；Greenberg & Safran，1984，1986）。情绪聚焦疗法这一新名称的提出，是后来把情绪融入到夫妻治疗取向时产生的。这种新治疗方法的提出是出于现实治疗规范的需要，即要客观地测量按照一定规范进行治疗操作的治疗效果。虽然我相信心理治疗实证研究的重要意义，但是，把临床试验作为黄金标准会导致人们在理解改变的加工过程时发生偏离。然而，在循证导向的治疗运动的背景下，为了证明治疗方法的有效与合法，不得不制定规范性的治疗指导手册，并提供治疗效果的测验结果。因此，我们为夫妻治疗和个人治疗制定了规范性的治疗指导手册。尽管有了这个手册，但是，我的终极使命是通过科学研究，把情绪融合到治疗实践中，不是仅仅提出一个新的治疗名称。从某种意义上来说，治疗群体通常更多地以政治、经济和权力为基础，而不是以知识为中心。

随着我对情绪在治疗改变中作用的理解不断深入，我的观念同时发生了另外一项重要转变，即必须在理论和概念上详细解释上述的治疗融合方式。1974 年，我参加了心理治疗研究协会的学术会议。在首场报告中，博尔丁（Bordin）提出了工作联盟（working alliance）的概念，作为改变中的核心成分。在博尔丁报告厅的会议展板上，劳拉·莱斯展示了我们对治疗任务重要意义的阐释。在博尔丁（Bordin，1979）看来，工作联盟由治疗师与来访者的人际关系类型以及知觉到的任务卷入两个方面构成，其中，治疗中的人际关系因对目标的共同赞同而形成。知觉到的任务卷入成为治疗工作合作思想的操作化方法。我鼓励我的一名博士研究生（Adam Horwvth）在他的博士论文中编制工作联盟量表，他做到了。我们发现，治疗联盟，特别是合作成分，比知觉到的共情或医患关系能够更有效地预测治疗效果（Horwvth & Greenberg，1989）。因此，我认识到，知觉到的任务相关以及任务合作比共情成分能够更好地预测治疗效果。后来，我逐渐认识到合作包括共情性理解的展现，这使得治疗师能提供适当的干预，满足来访者的需要。在某些情况下，这种展现比单纯的言语沟通对来访者理解他们的内在世界更有帮助。因此，除了共情的沟通之外，在任务上的合作成为情绪聚焦治疗的一项重要的基础原理，成为我们人际关系理论的核心成分。

1981 年，在第一次学术休假期间，我在帕洛阿尔托（Palo Alto）系统论取向心理研究所，完成了一项实习工作，卡洛斯·斯卢科（Carlos Sluzki）担任我的实习指导老师。在这个时候，我开始把情绪聚焦的观点，与我一直完善的以系统相互作用理论为指导的个体心理治疗相融合，初步形成情绪聚焦取向的夫妻治疗。然后，我在英国哥伦比亚（British Columbia）大学进行了一项研究，考察夫妻双方在解决人际冲突时是否会采取与解决个人冲突相类似的方式，我曾在个体心理治疗中研究个人冲突的解决（Greenberg，1979；Greenberg & Clarke，1979；Greenberg & Webster，1982）。在哥伦比亚大学的研究中，我和我的博士生苏伊·约翰逊（Sue Johnson）制定了情绪聚焦夫妻治疗（EFT-C）的指导手册。这样，系统论的观点被同化到心理治疗的实验取向之中（Greenberg & Johnson，1986；1988）。

情绪聚焦夫妻治疗对系统论观点的独特贡献是注意到情绪在保持消极人际交往循环中的作用，以及如何使用情绪打破这种消极的循环，并创造新的交往模式的作用（Greenberg & Johnson，1986，1988）。消极的交往循环在治疗中被再组织为更脆弱的私密感受和人际需要。由于在治疗中强调私密感受与人际需要方面的情绪表露在夫妻感情联结形成的重要意义，以及共情反应对促进脆弱情绪表露的重要影响，情绪聚焦夫妻治疗把带有感受的实验工作融入相互作用的系统论之中，并通过聚焦于情绪，把自我还原到系统之中。

我在1986年研究了大量的夫妻和家庭之后，重新关注个体心理治疗中的试验性改变的加工过程，这期间的研究主题为人际情绪伤害的解决（Greenberg & Malcolm，2002；Paivio & Greenberg，1995）和抑郁治疗（Greenberg，Rice & Elliott，1993；Greenberg &

Watson，2006；Greenberg，Watson，& Goldman，1998）。在此期间进行的研究，让我充分地完善了一种融合多种治疗观点的治疗风格，这种治疗风格把共情性地追随来访者和加工过程指导联合在一起。其中，前一个成分源自来访者中心治疗，加工过程指导则源自格式塔的试验风格，以及在指导夫妻交往和促进私密感受与需要表露方面积累的经验。通过劳拉·莱斯以及罗伯特·艾洛特（Robert Elliott）的合作，我总结了加工过程试验取向的基本原理，这种治疗通过标识指导、加工过程指令等治疗方法聚焦于情绪图式的改变。

最新进展

我们通过临床应用和实验研究，证明了情绪聚焦加工过程取向的治疗效果。临床应用包括对抑郁症、夫妻困扰、人际问题解决和创伤等方面的治疗（Goldman，Greenberg & Angus，2006；Greenberg，Watson & Goldman，1998；Johnson & Greenberg，1986；Paivio & Greenberg，1995；Paivio & Nieuwenhuis，2001；Watson，Gordon，Stermac，Kalogerakos & Steckley，2003），实验研究则侧重加工过程与治疗效果的关联（参见本书第 5 章）。证明了这种治疗方法的效果之后，《情绪聚焦治疗：训导来访者修通感受》（*Emotion-Focused Therapy*：*Coaching Clients to Work Through Their*

Feelings，Greenberg，2002）一书中阐释了情绪的功能与情绪聚焦治疗的基本原理。在这本书中，我们创造了"情绪聚焦治疗"这个术语。这个术语不仅把个体和夫妻两类来访者都包含其中，而且附和一个美国人常用的心理术语——情绪聚焦应对（Emotion-Focused Coping，Greenberg，2002）。这本书同时还解释了心理治疗师是情绪教练的观点。至此，自 1987 年开始探讨情绪在心理治疗中的作用的持续努力得以实现，参见《心理治疗中的情绪》（*Emotion in Psychotherapy*，Greenberg & Safran，1987）和《在心理治疗中处理情绪》（*Working with Emotions in Psychotherapy*，Greenberg & Paivio，1997）。另外，情绪聚焦治疗开始在多种文化背景中培训和实践，并且为了更适合于应用而进行了修改。我们发现，如果存在较明确的处理情绪的逻辑理由，那么通常需要较多地考虑社区文化情景，因为情绪表达更多地受到表达情境中他人影响的限制。

通过上述的著作，我们阐明了个体核心适应不良情绪图式在心理困扰中的理论意义。来访者的核心恐惧和悲伤情绪通常起因于被抛弃的感受，他们的羞愧和焦虑情绪与行动无效、自我无助的体验有关，因而这些内在的体验成为治疗的中心点。除此之外，我们还清晰地阐述了感情调节在人类功能中的重要作用、情绪改变的关键原理以及用适应性情绪转换适应不良情绪的策略和方法（Greenberg，2002；Greenberg & Watson，2006）。

自 20 世纪 90 年代以来，我也参与到建构主义心理治疗运动之中，并发现这个观点以及后续的叙事观点在说明情绪聚焦治疗的意义创造方面有所帮助。由此，在这些观点的影响下，提出了人类机能以情绪图式与叙事的互动为基础的建构主义观点。在这期间，很多人从不同的角度发展了情绪聚焦治疗，苏伊·约翰逊和她的同事推广了以依恋为基础的夫妻情绪聚焦治疗，这极大地提高了公众对情绪聚焦治疗的认可。桑德拉·帕维奥（Sandra Paivio）完善了情绪聚焦的创伤治疗（Paivio & Pascual-Leone，2010），珍妮·沃森（Jeanne Watson）比较了情绪聚焦治疗与认知—行为治疗的治疗效果，使得情绪聚焦治疗成为一种有实证依据的治疗方法。另外，罗伯特·艾洛特和同事具体化了治疗的一些方面，帮助临床实习医生学习情绪聚焦治疗的技能，并运用到焦虑症状的治疗中。

上述的这些发展，导致了情绪聚焦治疗逐渐成熟，枝繁叶茂，对个体和夫妻心理困扰的治疗都得以完善。这些新进展请参见《抑郁的情绪聚焦治疗》（*Emotion-Focused Therapy of Depression*，Greenberg & Watson，2006），《情绪、爱和权力》（*The Dynamics of Emotion，Love，and Power*，Greenberg & Goldman，2008）。这两部书进一步阐明了情绪调节对保持依恋、识别和获得亲密的作用，完善了情绪聚焦的治疗过程、个案分析以及有关情绪功能的理论。

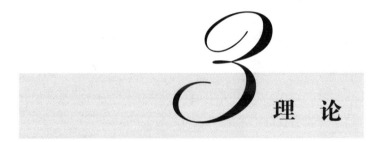

理 论

CHAPTER THREE

　　这章首先讨论情绪聚焦治疗基础理论的发展脉络以及这种疗法持有的关于人类特征的基本观念，然后述评情绪的作用以及情绪图式的功能。接下来，讨论情绪聚焦治疗提出的辩证的自我功能建构理论，这个理论认为体验不仅被符号化，而且被建构为内在一致的叙事。最后，本章总结了情绪聚焦治疗对功能不良的看法。情绪聚焦治疗不仅吸收了上一章讨论的人本主义治疗的经典观点，而且汲取了现代心理学的新进展，成为融合了现代情绪观点、动力系统论和建构主义等多种观点的治疗方法，以更全面地理解人类的功能、功能不良以及改变等（Greenberg，2002；Greenberg & Goldman，2008；Greenberg & Van Balen，1998；Greenberg & Watson，2006）。下面将详细论述这些内容。

理论发展脉络

　　现代情绪理论（emotion theory）坚信情绪在本质上是功能适应的，情绪聚焦治疗为这种功能的发展趋势提供了科学依据（Frijda，1986；Greenberg，2002；Greenberg & Paivio，1997；Greenberg & Safran，1987）。这个观点认为，情绪能够迅速和自动地帮助有机体加工情境信息，确保有机体做出最佳行动，满足最重要的需要（如依恋、身份认同等）。情绪可以迅速、自动地向人们提供情境对其利益的意义，进而指导人们的适应性行动。把情绪融入动力的自我组织系统之中，可以更好地解释罗杰斯的有机体价值化过程以及皮尔斯的有机体智慧的观点。

在情绪聚焦治疗中，人本主义的主观和知觉的观点与建构主义者的认识论以及功能主义的观点联系起来，把人看作动态的自我组织系统。在这个系统中，多种多样的成分持续地相互作用，产生体验和行动（Greenberg & Pascual-Leone，1995，1997；Greenberg & Van Balen，1998）。这个理论把"主我"看作自我的代理者（agentic），或者自我—叙事的回响，即主我会把特定情境中产生的多种多样的体验融合为内在一致的故事。然而，这种声音并没有像"执行自我"（executive self）一样具有特殊的地位。这个理论认为，人们会持续地合成意识体验，这些体验来自于多种加工水平，并且会持续地把体验和现实构造为有意义的整体（Greenberg & Pascual-Leone，1995，1997；Greenberg，Rice & Elliott，1993）。现在，已经界定了来源于三种加工水平的体验，它们分别是先天感觉（innate sensorimotor）、情绪图式记忆和概念加工水平（Greenberg & Safran，1987）；并且，以情绪为基础的图式在功能的执行中扮演着核心角色。

在经典的人本主义取向中，体验被作为变动不居的意识流来对待。但是，在情绪聚焦治疗中，体验被理解为多种多样的先天感觉反应、后天获得的情绪图式以及概念记忆在特定情境下共同激活的产物（下文会讨论情绪图式，Greenberg，Rice & Elliott，1993）。从这个观点来看，神经激活的多元化模式由同样的刺激物激活，并且神经激活的这些多元化模式在功能上相互协调，产生复杂、内在一致的心理状态（Greenberg & Pascual-Leone，1995，1997，2001）。这个内在的心理状态由其内容图式建构，为个体提供可以作为推理依据的复杂信息。并且，在任何时刻，心理状态所包含的内容都超出个体可以外显地表征的内容。

在情绪聚焦治疗中，不再把自我概念与体验相符程度作为功能不良的主要病理机制，而是认为障碍产生于经验建构的方式。另外，不仅认为障碍产生于不能接受的体验，而且产生于功能不良的情绪调节（例如，被情绪压垮）以及适应不良的情绪反应，这些情绪（如恐惧、羞愧）通常来源于个体过去经验中累积的痛苦。情绪聚焦治疗把人们不仅看作自我概念的持有者，而且看作积极的自我经验的叙事者，即建构自己和他人是怎样的人，以及事情为什么会发生、怎样发生的等（Greenberg & Angus，2004；Greenberg & Pascual-Leone，1995）。当然，人们拥有很多关于他们自己的观念，并且会持续不断地修正这些观念，以创造出与时俱进的内在一致感和整体感。从这个意义上来说，人们在每一特定的时刻，只是多种可能自我的一种表现形式。

在情绪聚焦治疗的理论中，一致（coherence）原理取代了传统的相符原理，作为解释健康功能的法则。因此，治疗的基本原理之一不再是"我"成为了我的"感受"，或我的"感受"成为了"我"，即自我概念和体验彼此符合；而是，我构造了一个一致性的自我，比如说，愤怒或悲伤、自信或不确定。这个构造成功地组织了先前体验中没有完结的成分，把它们融合到此时此刻所具有的自我整体之中。功能适应不仅包括发现体验，而且包括体验的不同方面的协作。不同加工水平的协作会产生一致的整体，获得意识体验，并被认同为自我的一部分。这个观点在表达和思维上都超越了原有的观念。原有观念在治疗操作上，假设存在隐藏的内容或者意义，需要觉察并接受这些内容，并融入自我概念之中。但是，情绪聚焦治疗的观点认为，自我加工过程时刻处于变动不居状态，人们持续地注意和组织不同水平的信息与不同模式的体验（这些经验来自于先前的合成）。除了觉察到这些加工信息，人们还会构造复杂的内在领域，这些内在领域通过符号化的表征得到更为清晰的觉察。

从上述论述的观点来看，情绪聚焦治疗既包括体验的发现，又包括意义的创造；并且，这两种加工过程没有比较意义上的优先性（Greenberg, Rice & Elliott, 1993; Greenberg, Safran, 1987）。个体是觉察自己的需要，并创造性地解决自我与环境互动所产生问题的代理人。与格式塔的场论相一致，需要的凸现被看作"场事件"，而不是内在的驱力，是内部与外部因素协同的形式。

另外，凸现的内在经验和人际支持都被情绪聚焦治疗作为改变过程的积极成分。在与他人的对话中，人们成为所发现自我的创造者。在融合了关系与成长的治疗模型中，把改变看作产生于多种多样的成长趋势的自组织以及人际之间的真诚对话。成长趋势通常具有生物基础，受情绪指引。由此，来访者与治疗师之间真诚对话，产生新意义的合作建构使得改变产生。在这种对话中，治疗师在来访者情绪体验的确认和效用方面发挥积极的作用，不仅如此，治疗师还积极地帮助来访者形成身份认同。在我与你对话中产生的治疗性在场（Geller & Greenberg, 2002）使得每个个体彼此获得参照性存在，在这种对话中，他人是重要的。治疗师通过聚焦于来访者的内部经验及其意义，与来访者建立联系，并确认来访者内部经验的效用。

由此，成长趋势被辩证地看作内部与外部因素相互作用的结果，内在方面受到情绪系统的指引，情绪系统评估情境与个体利害的关系（Frijda, 1986; Greenberg, Rice & Elliott, 1993; Greenberg, Safran, 1987）。成长过程的支持来自于治疗师，治疗师是来访者努力的合作者。治疗师通过关注可能性和来访者的优势，帮助来访者确认自己的内部经验，以及这些经验的效用。治疗师影响力的发挥依赖于来访者内部经验的激活。也就是说，成长发生于治疗师与来访者的人际场。通过对话所产生的集中注意、符号化以及确认，使得成长被强化。因此，成长来自于"人际之间"，来自于治疗师和来访者两个人组成的工作联盟，这个工作联盟指向来访者的生存、完善以及对生命的确认等。治疗师帮助来访者详细地阐明体验的能力以及关注来访者内隐成长的能力，是完善来访者意义指向（directional tendency）的重要因素之一。

关于人的本性与动机的观点

情绪聚焦治疗对人的本性持积极的观点，认为生物性的强化事件、内驱力或以往的创伤等会决定个体的状态。但是，每个人都具有创造和行动的潜能，都有觉察和选择的能力。这种治疗方法认为人们都以生存和成长为基本的目标，都在他们所属的环境中争取着最佳的适应状态。

情绪聚焦治疗采取了综合的动机观，有多种力量引导人们的体验和行为。动机力量中既有拉力成分，如渴望和需要等，也有推力成分，如刺激、结果或奖励等。情绪聚焦治疗认为，人们在社会场中都有自己的意图和目标，觉察、选择和情境是社会行为的最终决定因素。因为人们生存于社会场中，体验和行为都是个体与环境互动的结果所导致的。另外，存在激进的情绪文化观和亚文化观，即情绪表达和体验受到相应文化规则的影响。因此，情绪的表达既受到生物因素，也受到文化因素的影响。

人们是自组织的动力系统，与环境保持着持续的交换，在多元的调节方式中塑造环境，并被环境所塑造。调节在下列情况下能够强行闯入自我调节之中，包括个体的欲望满足、平复个体的恐惧以及他人的调节，如欲望被他人满足、恐惧被他人平复等。自出生时始，自我调节和他人调节就交错存在，例如，当婴儿感到饥饿时，会主动吸吮，同时母亲的乳房会涌出乳汁滋养婴儿。

感情性调节被看作动机的核心方面：认为追求想要的情绪，同时避免不想要的情绪是人的本性，并且，因为这种倾向促进生存和成长，因而这种倾向获得了进化。因此，感觉满意——兴奋和愉快主宰很多行动和互动，这种感受通常在人们满足了自己的需要或者获得自己的目标时产生。但是，如果我们失败了，会感受到羞愧、焦虑；如果我们的人际关系失败了，我们会感到孤独。在情绪聚焦治疗中，情绪指导我们发现，什么对我们来说是有益的，什么对我们来说是有害的。同时，我们会根据行动带给我们的感受，保持我们的身份，追求我们与世界之间的联系（Greenberg & Goldman，2008）。如果触摸不能让人们体验到舒适，我们不会对触摸附加任何价值；如果克服困难不能产生愉快或兴奋感，我们不会努力坚持。需要重点强调的是，虽然人们优先追求积极情绪，而不是"消极"情绪，但是，所有的情绪都具有高度的适应功能，并且人们调节情绪是为了实现他们的目标而不仅仅是追求快乐。因此，一个外科医生或者士兵会汗流浃背、筋疲力尽地坚持很久，不是为了获得快乐，而是为了拯救生命或打击敌人所带来的自豪感。因此，情绪聚焦治疗不把趋乐避苦作为基本的动机力量，而是认为人们会调节他们的情绪，这是因为在特定的情境下，某些情绪能够更好地促进适应和生存行动。

　　情绪聚焦治疗指出，人们有寻求意义以及调节感情的动机。人们生来就被植入到意义之中，并且持续地努力发现意义。我们的主要动机是我们自觉自愿地发现生命的意义。意义不能被给予，必须追求才能获得。意义创造是处理遭遇的核心。同样，意义能够给人们带来积极感受甚至快乐（Greenberg & Goldman，2008）。因此，人们的目标不仅仅是"感觉好"，在某些特定的时间、境遇，人们会追求消极情绪，忍受痛苦，拥抱愤怒，甚至牺牲自我，以实现具有更高价值的追求，比如自由或公平。另外，文化影响人们会形成什么样的意义，以及他们会怎样表达情绪等。

情绪理论

在情绪聚焦治疗中，情绪被看作功能适应的，可以为我们提供基本的信息加工的模式。这是因为，情绪不仅能够自动、快速地评估情境与其利害之间的关联，而且能够产生满足我们需要的行动倾向。在情绪的帮助下，人们自动地对环境信息作出反应，包括声音、景象、气味以及其他能够反映人们意图的非言语信息，这些信息为人类物种的进化服务了很多个世纪，而且为每个个体服务了很多年。例如，恐惧会导致战斗以保证安全，厌恶会驱逐有害的入侵，悲伤意味着人们对丧失者的呼唤。人们对环境中刺激信息的模式会自动地作出情绪反应，这些情绪反应表达新奇、舒适、丧失或卑贱等感受。

因此，来访者的情绪好比治疗的指南针，引导来访者和治疗师理解对来访者来说什么是重要的、满足了什么需要（或没有满足什么需要）。情绪聚焦治疗认为，多种多样的情绪是洞察来访者的需要、希望或目标以及与情绪相关的行动倾向的通道，这个观点是该治疗的核心原理。即每一种感受都是某种需要的表达，每一种情绪图式激活都提供了行动的方向，这种行动会促进需要的满足。当来访者意识到悲伤感，这种状态意味着他们的意会加工过程已经评估到他们失去了某个对他们来说重要的人，并且需要安慰，他们还可能想为这种联结的中断而哭泣。在夫妻治疗应用中，对配偶表达潜在的适应性情绪被看作改变配偶间消极自我的途径，即情绪及其表达将改变消极的夫妻之间的人际互动（Greenberg & Goldman，2008）。

情绪是大脑的机能，与思维加工有着显著的差异，有着自己的神经化学和生理基础，并且是大脑所说的唯一语言。边缘系统，人类大脑的组成部分，也是所有哺乳动物都拥有的脑结构，这个结构对基本的情绪作出反应。边缘系统控制身体的很多生理过程，因此，情绪变化影响生理健康、免疫系统以及大多数身体器官。勒·杜（Le Doux，1996）区分了情绪产生的两条神经路径。

短而快速的杏仁核通道，这个通道自动向大脑皮层、身体传输紧急的信号，快速地产生内脏反应，进而产生受到思维调节的情绪。非常明显，在某些情境中快速地反应具有适应意义。但是，在多数时间，情绪功能更好地实现来自于有认知融入的情绪反应（通过情绪的形式反映出来）。

前额皮层的发展为情绪大脑的适应智慧增加了一种新的情绪反应形式。这种新的情绪反应系统不仅在天生的情绪反应，比如，对黑暗的恐惧中得以运用，而且在人们后天的情绪经验中表现出来，即某些特定的信号会激活相应的情绪，如父亲不耐烦的声音引发恐惧反应。这些情绪记忆（emotional memories）以及个体经历的情绪体验可组织形成情绪图式（emotion schemes）（Greenberg & Paivio，1977；Greenberg，Rice & Elliott，1993；Oatley，1992）。通过这些内在的组织或神经程序，人们会依据自己的情绪系统自动地作出反应。导致这些反应发生的线索是多方面的，包括先天的线索，比如，隐隐约约的阴影或者舒适的触摸；还包括个体学会的危险，或者提高生活状态的线索等。再次强调，这些反应是迅速和自动的。

情绪图式

情绪图式位于成人情绪反应系统的底端，是个体内在的情绪记忆结构，其融合了感情的、动机的、认知的和行为的成分，成为一种内部组织，在我们的觉察之外，由相应的线索迅速激活。如果输入的信息与情绪图式的特性相匹配，图式则被激活，产生相应的体验和行动。重要的生活体验，其价值由其所激活的情绪反应决定，将被编码成为情绪图式记忆（emotional schematic memory）。这些情绪图式既表征所建构的情境，又表征情境对个体的情绪意义。这种表征主要体现为叙事形式的脚本，包括非语词的或印象的两种。因此，情绪记忆被编码为发生了什么，感受怎样的程序性记忆，这些情绪记忆既可以是母亲的亲密拥抱，也可能是身体虐待等。情绪图式表征了一种没有充分展开的体验，这种体验从引发情绪感受的最初线索（如抚摸）开始，然后是体验的序列成分，包括开始、高潮和结束。从这个意义上来说，情绪反应和体验的先天性能力由此进化为具有内在叙事结构的自传体记忆的核心情绪图式（Angus & Greenberg，待发表）。

情绪图式的学习特征使得个体的情绪一方面成为灵活的、适应性的加工系统，但另一方面也使得情绪有成为适应不良的可能性。人们不仅要逃离食肉动物的追捕，而且会在外敌入侵他们的领地时愤怒；同样，人们害怕老板的批评，并且会在自尊受到侵犯时感到愤怒。但是，最重要的问题为，情绪图式激活的基本加工过程进入活动状态的过程完全在我们的觉察之外，并且影响意识加工过程。只有当这些基本的加工过程被激活之后，人们才能够在意识层面上分析危险的来源，最后，用语词符号评估危险，生成应对危险的方略。从这个意义上来说，害怕图式的激活启动了应对威胁的最基本的加工过程，并且随后的意识加工会服务于该图式所激活的感情性目标（对恐惧来说，安全是其首要的感情性目标）。情绪图式加工包括语义成分，但是，最主要的构成成分还是前语言成分（包括身体感觉、视觉印象，甚至气味等）。当然，情绪图式以满足需要、实现目标或利益为基本定向。

图式的发展最好理解为神经网络的发展，神经网络表征最基本的生活体验故事。图3.1展示了一个这样的神经网络。在这个网络中，失败导致的害怕图式的构成成分如下：母亲脸的视觉印象、与这种体验有关的多种多样的非语词的生理和感觉信息，用语言表达的信念——自我正接近失败的期望。表征的全部内容是一个没有展开的序列，正如图中箭头所指示的，从最初的节点依次连接到下一个节点。这个图示最为明显的治疗启发为，理想的情绪加工过程需要激活情绪图式的全部成分，并······叙事性情绪图式成分。当人们完全没有觉······种或多种成分时，特定的情绪加工困难将······体验将不能被充分地加工或者得到连贯一致的······

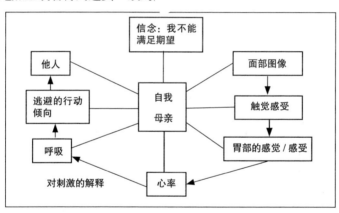

图 3.1　情绪图式

通过综合两种或者更多种现有的图式，形成更高水平的加工图式，持久的改变才能够发生（Piaget & Inhelder，1973）。在发展的过程中，当对立的图式被同时激活时，其中的兼容成分得到综合，形成新的更高水平的图式。例如，通过辩证的综合加工，1 岁儿童的站立和下落图式能够动态地合成为更高水平的行走图式

（Greenberg & Pascual-Leone，1995；J.Pacual-Leone，1991）。同样，不同的情绪状态图式也可以合成为新的融合体。因此，恐惧和逃离虐待者的图式性情绪记忆可以被综合为当下的正义性愤怒，以对抗伤害。这个新的图式激励对入侵者的靠拢而不是逃离，进而形成新的自信感或坚持性。

情绪生成

图 3.2 中所列的图表说明了情绪生成的过程。这个图表以线性的方式思考了实际上复杂的非线性的动态加工过程（说明，关于这个复杂的动态加工过程更为全面的表征请参见 Greenberg & Pascual-Leone，2001）。在这个图表中，对前意识状态刺激的注意通过线索匹配加工，会激活一个情绪图式（或者更精确地说，多个图式）。例如，皱眉或者提高声音激活一个恐惧图式。另外，特定的自动认知加工会帮助人们生成可以用语言表达的意识性评价，认知加工伴随着分离的、慢速的情绪加工通道。每个图式都包括一些基础性成分，如感情、行动倾向、需要和认知等，这些成分结构为默会性的叙事。如果某个人知觉到他人对自己有威胁，那么，身体紧张、准备逃跑以及关于自我的消极信念都会启动。一旦注意到被激活的某个图式或一些图式，这些图式接下来就会被融入到语言之中，使得在意识层面可觉察的情绪产生。欲求、行动倾向、思维以及这些成分的结合也进入到意识状态，进而执行某种行为，例如，在恐惧图式中，会执行逃避行为。

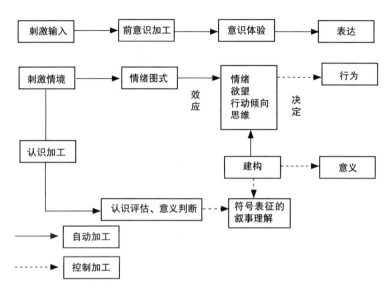

图 3.2　自我的辩证建构

　　需要强调的是，上面的这个模型不是说明认知评价导致情绪发生，而是一个自动的模式匹配，其激活的图式使得情绪发生。在这个观点中，意义评价在两个水平上产生。第一个水平是快速的模式匹配评估，即情境线索与内在的情绪图式的特征相匹配，评估涉及这两者的适合程度。例如，一张眉头紧锁的脸指示着他在生我的气，我现在有危险。第二个水平的意义评价是更为意识性的认知评价，这个水平的加工涉及外显的意义，是由更为自动的和控制性的认知加工实现的。用语言表达的认知水平的意义不仅被个体的情绪图式影响，而且与之交互作用。虽然如此，情绪图式的激活为我们加工信息提供了基本的模式，预设了行动的脚本，这个脚本以情绪为基础（如探究、安全、亲密、边界保护等），并且设置了特定的期望，指导我们的思维。情绪图式自身不能被直接地觉察到，只能通过这些图式生成的体验间接地理解到。情绪聚焦治疗的工作在于激活这些图式，用语言连接这些图式，然后探索和反思这种体验，创造新的意义（Greenberg，2002；Greenberg & Safran，1987）。

总之，情绪图式为体验提供了内隐的较高水平的组织结构，情绪图式一方面有生物基础，另一方面又受到个体的情绪经历的影响。情绪图式记忆系统是自我组织的核心要素。其不仅是健康心理状态（比如自信、平静和安稳等）的生成者，也是自组织中扭曲的部分（比如焦虑性不安全状态、基于无价值的羞愧或孤独的被遗弃状态）。情绪图式及其激活是治疗干预的最终目标。

情绪类型

并不是所有的情绪都服务于同样的机能。因此，为了指导治疗干预，在理论上和临床上区分不同类型的情绪体验及其表达是非常必要的。在这一章节中，区分了四种类型的情绪体验。

情绪的正常功能是迅速地加工复杂情境信息，为人们提供反应的反馈，使得人们做好准备，采取有效的行动。这种相对简单的反应被称为"初级的适应情绪反应"，因为情绪是一种与此时此刻的情景一致的直接反应，并且情绪帮助个体采取正确的行动。例如，如果某人威胁要伤害你的孩子，那么，愤怒是适应性的情绪反应，因为在这种境况下，愤怒可帮助你威慑（如果必要，甚至是攻击）对方的行动，终结这种被威胁的状态。对危险的恐惧是适应性的情绪反应，因为恐惧通过瑟瑟发抖、监控，或者逃离（如果必要）使得我们做好准备，采取行动，避免或减少危险。从另外一个方面来说，羞愧标示我们所做的不恰当的行为被暴露了，并且我们面临被他人评头论足以及被拒绝的风险。因此，为了保护我们的社会地位和人际关系，羞愧这种感受使得我们纠正或者隐藏错误。这些情绪快速、自动的反应帮助我们祖先获得了更多的生存机会。这些情绪导致的优势反应在治疗过程中被评估和完善。但是，并不是所有的情绪都是功能性的或与情境相适合的。下面描述的 3 类情绪通常来讲是功能不良的。

不适应的初级情绪同样也是对情境的直接反应，但是这些反应不是帮助人们建设性地应对当下的情境，而是干扰有效功能的执行。这些情绪反应通常包含过度学习的反应，即过去的、常常是创伤的体验。例如，一个脆弱的来访者在成长的过程中可能学会"亲密的人际关系通常伴随身体或性虐待"。因此，她将自动地对他人的关心照顾或亲密表达愤怒和拒绝，以防止潜在的伤害和侵犯（这些内容，在下面的功能不良章节中还将进一步探讨）。

次级反应性情绪是指在一些基本情绪反应发生后产生的对情绪反应的情绪（这些反应通常是第二位的）。人们通常会对这些最初的初级情绪反应产生新的情绪，由此，二级情绪替代了初级情绪，这就是"对反应的反应"。其可能掩蔽或者转换了初级情绪，并导致对当前情境不完全正确的行动。例如，一位男士遭遇到拒绝，最初感到的悲伤或担忧可能转变为对拒绝的愤怒（外部聚焦），或因为担忧转换为对自我的愤怒（自我聚焦），即使这些愤怒反应不是功能性的和适应性的。许多二级情绪的产生是为了掩蔽或者防御痛苦的初级情绪。如果这位男士为他的恐惧感到羞愧，那么，他将体验到次级的羞愧情绪。人们可能会对自己的愤怒感到担忧或者内疚，为悲伤感到羞愧，或者为焦虑感到悲伤。同样，衍生情绪反应也可以是对某些思维的反应，也就是说，某种情绪对思维来说是第二位的（例如，感到焦虑是因为被拒绝的预期）。虽然一些情绪对思维来说是第二位的，但是，需要特别注意的是，这些情绪是症状性情绪，导致情绪症状的观念自身来源于一些更为基础性的加工方式，通常是某个适应不良的情绪图式启动了这一观念产生的加工，就上面的例子来说，可能是对被拒绝的恐惧。虽然并不是所有的情绪都是由思维导致的，但是思想观念能够产生对应性情绪。

工具性情绪是指表达某种情绪的目的在于影响或控制其他人。例如，"鳄鱼的眼泪"是为了寻求支持；受到控制时，人们常表达愤怒和羞愧，以证明自己的正义感。人们在表达某种情绪时，可能是有意为之，也可能是出于习惯，或者完全是自动地没有觉察。无论哪种情况，这些情绪表达都超出了个体对情境的基础性情绪反应，虽然这些表达可能诱发某些内在的情绪体验。工具性情绪可以被理解为操纵性的感受或嘈杂的感受。

辩证建构主义者的自我功能模型：生物与文化的融合

　　大脑解剖结构导致了两类重要的加工过程：生成情绪的能力与反思情绪的能力，并且因为这两种能力，日常生活包含了两种类型的评估。第一类评估是由情绪系统自动完成的，在我们的觉察之外，不需要语言。这类评估告诉我们事情是好还是坏，其基础是功能性的评价，比如事件与自我的关联性、事件的新奇性、对自我的威胁或妨碍、丧失、有害的闯入以及目标的获得等。这类评估是有机体智慧的基础，是罗杰斯（1959）指出的有机体价值加工的基础，评估结果指导有机体的成长。第二类评估是我们有意识地反思我们第一类评估的结果，通常需要借助语言。这类评估从本质上来说，是评估我们是否能够和应该遵循第一类评估指引的方向。即我们洞察到我们是否信任我们的基本感受，并且依靠这些感受指引行动，以及我们是否想获得我们所获得的。在第二种类型的评估中，我们要对其负责，我们有选择权并且是执行者。

　　图3.3描述了辩证建构主义者的自我功能模型所包含的成分。在这个图表中，有意识的体验主要有两方面的源泉，一方面来自于个体内部，其具有生物基础，从本质上来讲是感情性的；另一方面来自于其他方面，具有语言逻辑基础，从本质上来讲是文化的。这两方面的源泉通过意义建构的对话过程，不仅持续地彼此交互作用，而且与环境也交互影响。内部的感情性源泉为人们基础的自我组织

提供建构材料。随着时间的流逝，这个水平的源泉逐步被文化实践、学习、经验等影响（比如，文化决定了养育儿童的行动），这些影响被组织为特定情境中情绪体验的图式。这些情绪图式成为体验的最根本的生成者，一旦被注意到，将产生有意识的体验，融入自我—组织中。当体验被语言文字符号化之后，这种有意识的辩证的加工过程将创造新的理解，进而形成信念、自我表征以及叙事；随后，这些心理现实又进一步指导注意。这整个的加工过程把生活中的我们的体验转变为可以讲述的故事。

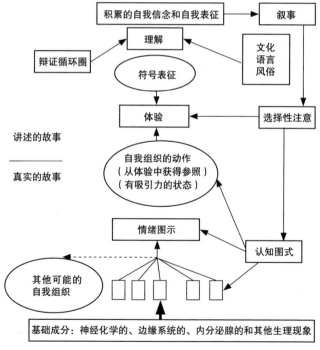

图 3.3　情绪生成过程

　　然而，需要特别强调的是，体验与绩效并非仅仅是情绪图式或某一加工水平作用的结果。正如图 3.3 所指出的，体验的生成是多个图式协同激活与应用的合成结果。这就好比在图式的议会中，每一图式在自我组织的动态加工过程中都有投票权，多数图式的投票对象决定了怎样组织自我。例如，我们如何对工作中遭遇到的困难作出反应，是平静还是暴跳如雷。在这个自我组织过程中，哪些图式会产生影响呢？夜晚的睡眠质量，早晨与家人交流的愉快感受以及开车上班是一路通畅、还是困难重重等图式的协同结果决定我们的反应。图式不会独自激活某个反应，而是被合成为一个完整的意义体，对情境作出反应，并且还需要其他心理加工过程的协作，比如注意、执行加工，这些心理加工过程还可能促进或干扰某些特定图式的效用（Greenberg & Pascual-Leone 1995，2001；J.Pascual-Leone 1991）。当个体对工作中的困难作出反应时，个体是怎样感受的，理解这些感受的原因以及个体反应的结果，这些成分都会影响个体最终的体验、建构和反应。

　　在任何时间，多个共同激活的情绪图式通过默会的、辩证的合成，把自我组织为多种可能性中的一种，比如感到自信、不安全、无价值、愤怒、悲伤或者羞愧等。这些可能性会随时发生变化，从一种感受转变为另外一种感受。这种默会的组织提供了"发生了什么的感受"：身体感受到的情境意义。这是个体的躯体性感受。当这种内隐的感受得到注意并且通过符号化的形式表达之后，个体才能够知晓全部的感受，进而创造感觉正确的、内在一致的意义。在情绪聚焦治疗中，自我被看作动态的系统，这个系统包括多种加工过程和多个水平的组织，多种多样成分在多个加工过程和多个水平上的互动使得辩证的自我状态凸显或转变。从这种辩证的建构主义者的观点来看，是不同水平和不同心理加工过程的协作，创造了内在一致性，对人类的已知给予最好的解释。

承上所述，情绪聚焦治疗师的工作是辩证地协调两种加工过程，一种是动态的、正在进行中的内隐经验；一种是外显的、较高水平的反思性加工过程。后者对前者加工的内容给予解释，使之具有秩序并获得意义。通过这两种加工过程的辩证融合，经验得到累积、组织和秩序化，成为内在一致的叙事，这种叙事经验融合了理性与情感、头脑和心灵（Greenberg & Pascual-Leone，1995，2001）。从终极意义上来说，是内隐和外显这两种加工系统的沟通构造了我们是谁。情绪激励着我们，而意义让我们安身立命。

建构主义者还认为，我们赖以安身立命的建构和知识并非真理，我们也无法直接知道真理，通过组织和无限逼近真实，我们接近真理。虽然建构主义者的这个观念是在阐释我们所知的属性，然而，辩证建构主义者的辩证观点突出表现在对矛盾信息的解决上，把相互矛盾的信息融合为内在一致的整体。

辩证建构主义还论证了虽然真实限制我们的建构，影响我们所创造的意义，但是我们怎样组织这些信息，成为某种框架下的内在一致的意义，影响我们能够知道什么。因此，辩证建构主义区分了相对论（任何正在发生的）和实在论（除事实之外一无所有），认为尽管多种不同的解释都是可能的或有效的，但并不是所有的建构都同等地适合事实。我们同步地创造和发现我们所生活的世界，即我们是谁，我们此时此刻的感受，以及通过知晓我们的感受而发生的自我理解的改变。

在治疗中，治疗师联合所发现和创造的两种体验，生成新的意义。例如，某人乘坐飞机后，可能会产生"时差反应"，表现为无力、疲惫、精神耗竭，甚至抑郁、失望、无助或者想自杀等一系列的症状。这些症状之所以被符号化为"时差反应"，是因为其在某种程度上，符合固有的疲乏无力的体验，并且这种符号化标签比标签为高兴或者愤怒更适合当前的状态。然而，体验的标签深刻地影响着这个人下一刻的体验以及接下来发生的叙事。固有的体验不仅限制，而且影响如何理解新的经验。但是，人们如何创造他们的体验也就创造了他们的自我。发现与创造两个过程的联合，决定了在下一刻所成为的自我。语言符号不仅表征经验，而且同时使得经验具备了形态。另外，通过进一步的反思体验，我们获得我们感受的叙事意义。因此，如果某个人把某种感受标签为耗竭的，他或她可能把这种状态理解为是由于长途飞行、工作过度努力或者婚姻压力等消极原因所致，这种解释会成为后续个体理解体验的叙事基础。我们怎样解释我们自我和他人的经验，创造了叙事意义。

不能觉察情绪导致的问题

在使用建构主义者提出的公式之前，还有一个重要的难题，即个体怎样意识到先前没有意识到的感受，下文将探讨这个问题。例如，在某些情境中，有人会说，"我生气了吗，但我完全没有觉察到啊。"精神分析传统的治疗师会说这个人的愤怒被压抑了，但是现在压抑的障碍进入意识之中，因而激起了愤怒。如果根据罗杰斯（1959）的不相符理论，这个人的机体体验到某种形态的愤怒，但是这种体验与自我概念不相容。然而，罗杰斯后期没有坚持这个观点，因为在他后期的理论中也指出了发现曾经改变的自我，而不是一个真实的自我，并指出治疗师不能假定来访者具有他们不能体验到的感受。早期的格式塔理论，其源自精神分析，也假定情绪是被否认的，这意味着愤怒是应该被发现的。后期的格式塔理论，更多地受到场理论的影响，认为情绪的发生是动态的，正在进行的，但是这个观点没有解释加工过程。简德林（1996）的观点进一步改变了上述的否认观和相符观，他认为个体愤怒的早期状态被阻碍，而在当下被体验和表达。根据简德林的观点，总是拥有没有觉察到愤怒不是问题的本质，问题的本质在于"完成"某种感受，这种感受在最初发生的情境中受到阻碍。从这个观点来看，有机体当前的状态"意味着"未来的状态，这些未来的状态依然还没有实现。因此，如果一个人处于意味着愤怒行为的状态，但如果感受到愤怒是不安全的，并由此没有感受到愤怒；那么，这种愤怒是被阻碍的和没有完成的。也就是说这个人被卡住了，并且体验到不能够"继续前进"（正如简德林所指出的）。例如，如果某个内隐地感受到愤怒的男人花费一些时间处理他与妻子之间的问题所产生的感受，他可能注意到胃部的紧张。他的身体以一种完全确切的方式对情境作出反应，他的生理感受蕴涵着什么，他应该努力抓住这些，并向前推进，实现他的愤怒。

情绪聚焦治疗既不把愤怒解释为受到阻碍，在当下需要实现，也不认为愤怒会一直维持，只有特定的词汇将"适合"它，仿佛"它"早已预设了它和语言的连接点。情绪聚焦治疗理论赞同更为充分的建构主义观点，即愤怒是由当下的此时此地的元素建构而成，但还没有被组织或完形为一种内在一致的形式。情绪聚焦治疗认为不是被阻碍的愤怒得到实现，而是愤怒的构成成分被组织为内在一致的整体。

在情绪聚焦治疗中，支撑愤怒体验和表达的身体反应将被激活，但这些身体反应并不意味着愤怒，它们也没有被阻碍。换而言之，这些身体反应和表达从来没有被充分地组织为一种内在一致的形式，构成为可体验的愤怒。举例来说，在治疗中，一位女士谈到伴侣的离开，她把身体性的感受信息符号化为"感到被抛弃，好像我被抛掷在垃圾堆上"。这位女士被抛弃的感受是由她的符号标记所创造的，并且她的身体感受也没有受到阻碍。但是，身体的感受状态可以用多种符号来标记，这位女士所使用的标记，只不过是这多种方式之中的一种而已。通过这种标记，使得感受被积极地组织起来，成为可以创造意义的信息，从而也使得自己从"我不关心"的状态进入到"我非常失望"的状态。所有的这些意义有可能或多或少地成为特定情境中内在一致的自我概念，如我是幸福的或被虐待的。情绪聚焦治疗认为人们都是一个积极的自我感受的组织者，这种积极性比简德林所认为的要强烈。正如一团云彩可以变幻为一条鱼或者一张面孔一样，身体感受状态也可以被塑造为多种形态。但是情绪聚焦治疗师认为，无论是鱼还是面孔，都不是云彩自身具备的。也就是说，存在一种身体感受状态，但是这种感受有可能成为其所被组织的形态，即某些符号适合标记的形态。

从辩证主义的观点来看，人们处于持续地加工他们的情绪，获得意义的过程中。从生物学的角度来看，我们在生理构造上，配置了先天性感情反应系统；而且，我们还会在文化背景中通过我们的生活经验，持续地发展和完善我们的感情反应系统。这就造成了，我们不仅对环境刺激作出适应性的先天感情反应，而且还作出文化构造的复杂情绪反应，后者是个人化经验和历史经验融合的结果。另外，虽然生物和文化反应偶尔可能是相互冲突的，但是，我们并不认为这两者先天就是互相敌对的。因此，我们并不把体验与社会控制之间的冲突看作功能失调的主要原因。然而，生物和文化因素都被作为感受状态辩证性融合的必要元素；并且，人们最佳生存能力是通过融合他们的内在与外在、生物与社会、情感与理性的要素得以实现的。

在这种治疗方法中，把人们看作动态的加工系统，通过辩证性的融合加工，旨在保持他们内在组织的一致性。人们通过持续地同化体验，融合不一致，成长为复杂的个体。因此，成长先天就是辩证性的和对话性的。这个观点强调了内在关注是非常必要的，因为人们最容易忽略这个方面。但是，这并不意味着对内在的关注优于对现实建构的意义创造过程的关注，如符号化、反思、叙事等。同时，内在体验也并不优越于建构过程中的其他要素或者场的影响。也就是说，内在体验被看作所有合成成分中的一种辩证性成分，神经化学成分与生理成分、情感与理智成分、内在与外在成分、生物与社会成分，都是创造意义加工过程中的必要成分。文化、体验与生物要素被赋予同等重要的角色。然而，这个观点依然强调，长期以来，内部的情绪加工过程是人类功能实现的关键方面。

自我加工特点

这一节我们将描述自我加工过程的不同方面。我们把自我看作一种凸现的现象，并且处于变动不居的状态，而不是一种结构（Elliott，Watson，Goldman & Greenberg，2004；Greenberg，2002；Greenberg & Pascual-Leone，1995）。如果接受这个基本假设，那么，自我的变化，就不是预设的，而是通过合成内部和外部的因素的影响，自我在不同的时刻凸现出来。另外，我们认为没有一种永恒的、层级化的组织，即所谓的执行自我或者简化为"我"。相反，在不同的时刻，不同的声音，或不同的功能层面会通过融合特定情境以及跨时间的（通过记忆）情感体验的不同方面，构造一种内在一致的意义或者整体。

从功能的加工过程观点来看，稳定性产生于从多种构成元素中重复地建构出同一种状态。人们的稳定性围绕着个性化的自我组织发生变化，即认知与情感的整体，这个整体不断地更新。这些有吸附力的状态是个性化的组织，其赋予个体独特性，成为个体人格特征中持久的成分。自我组织或者内在状态处于持续地建构和再建构的状态（Greenberg & Pascual-Leone，1995，1997，2001；Whelton & Greenberg，2001）。稳定的自我结构和特质性的性格特征（如成为焦虑性的个体）的显现，仅仅是因为人们有规律地再次用同样的基础元素创造出这些稳定的状态。当人们与他们所处的情境以及动力加工系统中的一些有吸附力的状态互动时，发生这种创造过程。

从辩证建构主义者的观点来看，虽然并不存在所谓的真实自我，但是存在"真实的自我体验"。这种真实的自我体验是指这样的一些时刻，即个体主观上感受到一些功能性的状态，这些状态被体验为真实的、深刻的和真诚的。然后，个体会把这些体验指示为他或她的真实自我，甚至在这些体验第一次发生时，来访者常会把这样的时刻描述为"我能够成为我自己"或"我发现了真实的自我"。

另外，需要说明的是，我们在上文描述的多水平的加工系统，总是能够接收到比我们当下所体验到的更多的信息，也总是能够体验到比我们当下注意到的更多的信息。在意识状态下，总是对新的不言而喻的经验集合作出解释。综上所述，体验是动态的、隐默的多个加工水平上信息的融合，包括感觉、图式和概念水平的信息，通过综合有关和多样的成分，融合为一种具有图形—背景关系的格式塔完形。体验的符号化并非仅仅是表征性加工过程，而是一个建构过程，这个建构过程总是受到限制和未完成的。并不是所有的隐

默信息都被用于任何的建构性加工。我们总是能够探索还存在什么
新的元素，并且能够用什么新的方式来重新建构这些元素。外显的
知识应是正确的、有意义的，并且所有的元素都要融合为一种内在
一致的有意义的整体。因此，我们不能够把人类体验的特征归于单
一的、简单的线性原因。比如，我们抽支烟，就可能有很多原因——
快乐、香味、社会礼节、生理效应，甚至还有可能是阳具崇拜等。
即使我们消除这些动机要素的任何一种，我们依然可能吸烟，因为
行为是由多因素决定的，并且这些因素是交互作用的。

　　在我们的理论中，个体被看作复杂的、千变万化的、多种多样
的自我成分的组合体。这些自我的方面或"声音"交互作用产生体
验和行动（Greenberg & Pascual-Leone，1995，1997，2001；Whelton
& Greenberg，2001）。在任何时刻，个体可能把某种内在声音简单
地组织为"脆弱的"或"成熟的"，或把不止一个的内在声音复杂
化地组织为多重体验，例如，一个儿童可能既爱又害怕虐待自己的
爸爸，或者某人可能既爱又恨自己的配偶。采用多重自我的观点在
实践中有其独特的重要意义，特别是在处理个体不同自我之间的关
系，以及"我这个部分"与自我体验的其他方面的关系上有着重要
意义。比如，"我愤怒或担忧"与"我的某个成分愤怒或担忧"所
采用的立场是不同，后者把指向外部刺激的体验作为自我的一部分，
而不是全部，从而使得该体验更容易被接纳。因此，认识到我的羞
愧是我的一部分，会使得自我更好地忍受羞愧，要比"我是羞愧的"
这个整体性体验更容易些。同样的道理，如果有爱父母的感受成分，

恨父母的感受成分更容易进入意识觉察之中。逐步地知晓每种成分，比如关键的部分、受阻或阻碍的部分，把这些成分看作自我的一个方面，有助于促进对这些成分的理解，也就是说，我与这些成分之间存在某种关系，而不是把这些成分认同为自己。意识到体验的不同成分是自我的不同成分，是情绪聚焦治疗中改变的关键部分：这意味着替代性选择存在的可能性，因为我的恐惧或我的无价值感或不可爱仅仅是我的某个成分而已。

功能不良

在情绪聚焦治疗理论中，从不把功能不良看作任何单一机制独自作用的结果，而是认为功能不良产生于多种可能的路径，包括缺乏觉察或逃避内在状态、情绪调节失败、基于创伤经验的非适应性的反应、发展性的缺陷、对自尊的过度保护（如羞愧）、内部冲突以及阻碍意义的发展等。情绪聚焦治疗综合了功能不良的早期理论，比如罗杰斯的不相符理论、简德林的被阻碍的加工过程观点、格式塔理论中没有表达的体验、存在理论的意义丧失观点、学习理论的创伤学习以及心理动力理论的发展性缺陷等。但是，这些理论观点都在激进建构主义的思想下被重新诠释。

情绪聚焦治疗方法赞同功能不良的现象学基础的观点，这个观点主张治疗师试图处理个体当下的体验，从而确认深层的决定和维持每个人问题的因素。因此，在治疗状态中，对来访者加工过程的诊断优于对来访者个人或来访者疾病的诊断。我们现已发现有多种多样的情绪性困难导致不同类型的功能不良状态。这些功能不良状态中的一种或多种通常成为治疗的聚焦点，因为所有的功能不良状态都具有情绪性基础。下面，将描述四种典型的加工过程困难：缺乏情绪觉察、不适应的情绪反应、错误的情绪调节以及在叙事建构与存在意义方面出现的问题。

情绪觉察缺乏

导致功能不良状态最常见的一种病因是无法在意识中符号化身体感受体验。因为技能性缺陷，否认或逃避，不能接收到情绪，这将剥夺个体很多有价值的适应性信息。在来访者中，这是一种常见的加工困难。例如，来访者可能不能觉察到或者不能够从他或她不断增加的身体紧张中感受到信息，因此不能把这些身体感受符号化为怨恨。述情障碍，无能力命名情绪，是标签自己感受缺陷的最典型的形式。除此之外，标签自己感受的缺陷还表现为多种不同的形式，如表现在女性身上的边缘人格障碍，表现在男性身上的确认自己感受的困难。逃避或者无能力标签情绪与内在体验是导致焦虑和抑郁的最主要的原因之一。无能力捍卫权力的愤怒或被阻碍的悲伤是多种抑郁的基础，然而，广泛性焦虑中的担忧能够保护个体，使其对抗一些更为初级的情绪，比如羞愧或恐惧。在来访者中，另外一种常见的困难是人们的多数适应性情绪反应被其他的情绪反应掩蔽了，比如愤怒隐藏了恐惧。

　　情绪聚焦治疗的一个核心假设是，功能适应不良可能产生于逃避或否认初级的体验，从而进一步导致无能力融合特定的体验进入存在着的自我组织中。然而，自我不能接受的并不必然被看作个体把这些体验从意识中驱逐出去（压抑），而是更应该看作个体把这些体验为自我的成分时发生失误。也就是说，体验不是被压抑或者遗忘了，而是体验不能在意识中符号化，并因此而被否认或放弃。导致功能不良的不是个体拥有某种具体的体验，如愤怒、悲伤、羞愧，而是个体不知道感受是什么。因此，人们需要重新承认他们初级的适应性情绪反应，并再次加工被否认的或痛苦的情绪。

　　在情绪聚焦治疗中，被否认的情绪并非都是病理性的。个体没有体验到的情绪既可能是适应性的愤怒或健康的悲伤，也可能是非适应性的恐惧或羞愧。健康的需要，如人际联结或边界保护，也可能像不健康的羞愧或创伤性恐惧一样被否认。功能不良也产生于否认健康的成长取向的资源和需要，压制体验中不能接受的方面以及逃避痛苦的情绪。在治疗中，最主要的目的不是使被压抑的内容进入意识，而是重新承认否认的体验，从而使得这些体验被感受到。重新承认否认的经验，能够促进体验同化到存在着的意义结构以及提高自我一致与融合的创造之中。

适应不良情绪图式

　　适应不良情绪反应的形成源于多种多样的原因。除了生物原因之外，最重要的原因是人际情境中的学习，在人际情境中会激活一些初级情感，比如对侵犯的愤怒或羞愧、对威胁的恐惧、对丧亲的悲伤等。例如，一个遭受虐待的儿童可能学会人际之间的联结是恐惧的，因而从这种联结中退缩。如果早期的照料者不是理想的，或者有问题的，来自照料者互动的情绪体验被多次重复，那么，可能发展出核心的适应不良情绪图式，这些情绪图式是健康的个体和有弹性的个体所没有的。这些核心的非适应情绪图式作用于自我组织的发展，不仅用来应对困难情绪自身，而且用来应对照料者不正确的行为。

儿童时期既是安全与舒适感的来源，同时，也是危险以及恐惧与卑贱感的来源，并且，由于照料者无能力保护或安慰，会导致儿童体验不能承受的痛苦和孤独状态。病理性的恐惧、羞愧以及狂怒，都可能是儿童时期被虐待的结果。同时，一种无意义可言的自我也会滋生出来，如不可爱、坏、有缺陷、无价值、无力量等。接下来，个体还可能体验到次级的体验，比如失望、无助、绝望，有时还可能是支离破碎感，即感受到自我破碎为多个部分，以及不能调节自己的情绪。一些初级的情绪，比如适应性的恐惧，一旦被用于应对非适应性的情境，将不再是目前适应性应对的源泉。在儿童时期遭受到虐待的个体会对潜在的亲密关系感到恐惧。

其他的环境因素，如在家庭中必须不能表达愤怒，也会导致核心的非适应情绪图式的发展，如无力图式。为流眼泪感到羞愧、为感情性需求感到羞愧等，可能导致核心的非适应羞愧，以及形成非适应的情绪图式，即以羞愧为基础的退缩和孤独感受。在非适应情绪图式形成的过程中，自我组织也将围绕这些情绪体验发生变化，以管理困难的感受。然而，久而久之，这些核心的非适应情绪图式导致的困难增加，因为个体试图操纵生活中的情绪激活事件以及发展性挑战，比如到达青春期，升学或搬家，被抛弃、爱人离开或创伤，如遭遇性暴力。

如果目前的情境激活过去的反应，那么，当下鲜活、丰富、细节性的存在将消失，取而代之的是过去的规则，即过去压制着当下。这是非适应性的反应或促进功能不良发生的反应。当个体虚弱的或坏的自我组织被激活，或者成为自我组织的主导成分时，功能不良将会发生。这些虚弱的或坏的自我组织包括以羞愧、恐惧、悲伤为基础的一系列体验的激活，以及对这些情感的功能不良的应对方式。被抛弃的恐惧和悲伤感是"虚弱自我"组织的核心，羞愧是"坏的自我"组织的核心。强烈的羞愧感，通常在知觉到失败时产生，从功能进化的角度来说是防御或消失。然而，人际关系破裂导致被抛弃的恐惧和悲伤，以及孤独、基本安全的焦虑等也可以激活强烈的羞愧感。人们通常会以一些适应不良的方式应对这些情感，包括逃避、退缩，这类应对方式导致问题进一步恶化。当不安全、没人爱或卑贱、陷入困境、无力等情感状态占据主导时，以及执行一些替代性的选择无能为力时，一些症状，比如抑郁或焦虑会发生。

这些情绪反应在后续的情境中成为错误自我组织的程度，以及抗拒新的生命体验改变的程度，部分依赖于这些情感是否发生在生命历程的早期、发生时的强烈程度以及个体体验和环境刺激这些情绪发生的频繁程度。另外，气质性因素和机体因素也同样影响人们的心境，这些因素影响不同情绪的激活阈限。生理因素也影响情绪的激活。当疲劳或烦躁时，愤怒更容易激活。当然，如果某人有粗暴对待的学习经验，那么，当疲劳或烦躁时，更容易过度地再次激活愤怒。另外，先前体验到的一些情感，比如被忽略、对侵犯的愤怒或丧失的悲伤等，这些情绪发生的频率和强度将导致这些感受在当下情境中遭遇到类似的主题时更容易被激活。因此，配偶不关注自己，可能激活强烈的被忽略感。但是，这种感受有着儿童期不被爱的渊源。这些情感成为当前情境中的非适应性的反应。

情绪图式记忆结构最有可能因为近期的记忆重建发生改变（Moscovitch & Nadel，1997）。一件烦扰情绪的事件，比如背叛或被抛弃，初期会导致某种情绪反应。当这类情绪反应融入记忆之中，成为情绪图式记忆时，对情境的情绪反应才会消退。最初激活的情绪越强烈，激活情绪的情境就越容易被深刻地记忆（McGaugh，2000），在事件发生很久之后，这种情绪反应也会一而再，再而三地重现。因此，被抛弃或背叛的记忆（或者某些触景生情的提示物）也会激活悲伤、愤怒或受伤的感受。

通过记忆重建的加工过程，最有可能改变情绪图式记忆的结构。记忆的经典观点认为，在学习之后的短暂时间，这个时期的记忆是脆弱的和不稳定的，如果经过了充分的时间沉淀，记忆的内容或多或少地更加永恒和持久。在这个固化的时期，有可能干扰记忆的内容。一旦这个独特的时期错过了，记忆可以被重新构造或抑制，但是不能被消除。然而，近来有新的观点指出，每次回忆记忆，都可能使得记忆的痕迹再次脆弱和不稳定——并且需要另外一次固化的时间（再固化）。这个再固化的加工时期使得有机会再次干扰记忆。鉴于适应不良情绪图式记忆每次激活都可能是适应不良的，导致下列诸如此类的情绪，比如焦虑障碍和创伤后应激障碍中的恐惧情绪，抑郁障碍中的羞愧和悲伤情绪。因此，阻碍这些先前获得的情绪图式记忆的再次巩固的可能性，具有重要的临床启发意义。

内德，谢弗和勒杜（Nader, Schafe & LeDoux, 2000）的研究，证明了再次固化在恐惧控制中的作用，同时，也激起了对这个方面新的研究兴趣。在该项研究中，研究者们证明了可以通过阻碍再次固化消除条件性恐惧[1]。哈博，戈麦斯，海特和纳德尔（Hapbach, Gomez, Hardt & Nadel, 2007）的研究进一步证明，如果在再次固化时期输入新的材料，能够改变最初的记忆，即再次固化的加工过程会把新的材料融入到旧的记忆之中。这表明，新的情绪体验能够改变情绪图式记忆。

---

[1]　在这项研究中，小白鼠习得了对某个声音产生恐惧反应（条件反射 CS），恐惧记忆被强化了 1～14 天。在记忆巩固之后，给一些小白鼠呈现之前没有被强化的条件刺激。这些新刺激作为恐惧条件反射的提示物依然可以重新激活先前的恐惧记忆痕迹。研究者接下来立即给小白鼠的杏仁核注射一种蛋白质合成抑制剂——茴香霉素，或者生理盐水。记忆痕迹的形成需要蛋白质的合成，先前的研究表明阻断蛋白质的合成可阻断恐惧记忆的巩固。研究结果表明，注射蛋白质合成抑制剂的小白鼠在有恐惧条件刺激提示物时，没有表现出条件恐惧，而注射生理盐水的小白鼠依然表现出条件性的恐惧反应。这项研究说明，恐惧记忆在后续的激活时都可以被巩固，但是，这种固化过程可以被干扰，甚至可以消除原先形成的恐惧记忆。同样，最近的研究也证明了，心得安这一对人类来说安全的 β- 受体阻滞剂可以间接地阻断杏仁核蛋白质的合成，阻断记忆的再巩固。

情绪调节与调节失败

在情绪聚焦治疗中，不能调节自己的情绪是另外一种常见的功能不良形式。我们认为，人们的障碍不是因为情绪太多，就是因为情绪太少。情绪调节方面的障碍能够导致人们要么被强烈、痛苦的情绪淹没，要么是麻木，与自己的情绪保持距离。来治疗的来访者往往体验到强烈和长期的痛苦，这通常与他们无能调节自己的情绪系统有关。另外，许多症状，比如抑郁、焦虑和其他一些障碍，比如物质滥用和神经性厌食症，往往都是患者用来调节他们情绪状态功能不良的表现形式。健康情绪调节技能的发展由此成为情绪发展中的重要组成部分之一。同时，情绪智力中的重要组成能力之一也是调节情绪的能力，这种能力使得个体受到情绪的引导而不是压迫。能够延缓情绪反应，洞察情绪反应的内容并能够反思情绪，这些是人类最高智慧的显著表现。感情调节是发展性治疗任务的主要内容。

调节情绪的能力部分地来源于早期良好的依恋经验，负责、敏感的父母以及其他的照料者是良好依恋经验的指向对象（Schore，1994；Sroufe，1996）。如果我们的父母是好的"情绪教练"，他们会把我们的情绪表现作为获得亲密感的机会，会关注和指导我们的情绪，会帮助我们使用社会有效的方式表现情绪、获得目标（Gottman，1996；Greenberg，2002）。Schore（1994；2003）的研究证明，养育者怎样对待婴儿的体验，的确影响到婴儿的脑发育以及儿童自我安慰的能力。安全自我的形成最基本的条件是要通过两极性的感情调节，如果调节失败，则导致不安全自我感受的产生（参见 Fosha，2000；Schore，1994；Stern，1995；Trevarthen，2001）。

从婴儿期开始，人们就开始学会吮吸大拇指来安慰自己，在黑暗中吹起口哨，平静自己的害怕。情绪调节的一项重要内容，包括平复自己的焦虑，调剂自己通常的情绪唤醒水平，从而实现最佳的功能适应。作为一名成年人，人们能够学会如何让自己从容平和以及通过冥想等方式来调节焦虑。成年人还能够学会通过调节呼吸、减慢速度、从 1 数到 10 等来调节愤怒。甚至学会调节高兴，以及根据境况的不同适当地表达高兴。情绪调节还包括忍受情绪的能力，觉察情绪的能力，以及用词汇表达情绪，用替代性的情绪状态适应性地调节烦躁状态，促进需要的满足和目标的获得。

来自感情认识神经科学的研究表明，既存在内隐的、更多感情性的、右半球主导的调节，又存在外显的、更多认知性的、左半球主导的调节（Schore，2003）。另外，无意识的快速的加工过程受到右半球的调节，而有意识的、较慢的序列加工过程受到左半球的调节（Davidson，2000a；Markowitsch，1998-1999）。一些功能，比如社会性的情绪自我调节似乎需要大脑右半球激活的增强（Tucker，1981）。根据情绪调节的动力系统观，许多感情调节的发生是内隐地通过右半球的加工过程实现的，并且不需要语言调节。这个加工过程主要是在人际关系环境中实现的，并直接受到下列过程，比如自动生成的自我安慰，以及通过触摸、面部情绪表达、声音和语调中的情感和目光接触等人际情绪调节的影响。

在情绪聚焦治疗中，我们不赞同在情绪调节理论中占主导地位的自我控制（self-control）观（Beck，Gross，2002），这个观点把情绪看作由一个系统产生，然后由另外一个系统进行调节。我们认为，情绪调节从本质来说属于情绪体验的产生过程，是情绪产生中不可或缺的成分（Campos，Frankel & Camras，2004）。在这个观点中，感情的与认知的加工活动作为动力系统的元素，交互地彼此影响，并且这种影响是自动发生的，在意识觉察之外。情绪既受到先天性无意识的调节，又可以被有意地调节。

这些情绪调节的不同观点对我们的治疗具有重要的启发意义。在自我控制观看来，调节情绪的策略包括高水平的认知执行的卷入，即人们能够通过改变他们的思考方式，有意识地改变他们的感受。除此之外，调节情绪的策略还有分心或放松策略。情绪调节的自我控制观还存在一个问题，即有太多的干扰性情绪，或者有太多的错误性情绪，治疗的作用在于控制这些情绪。如果按照控制的观点，那么，在临床工作中，则会认为功能不良来源于错误的学习以及技能性缺陷，治疗师应该重点教会来访者控制情绪的技能，这可以通过改变来访者的认知系统来调节他们不期望的情绪（Beck，1976）。这种临床观点进一步催生了诸如愤怒管理之类的控制和限制情绪，以及提升情绪技能的训练。

在情绪聚焦治疗中，对情绪调节采用了自我维持（self-maintenance）

观，这个观点认为，认知系统不仅从情绪系统中接收到信息，而且影响情绪系统；同样，情绪也指导认知和行动。情绪系统被看作能够被其他的加工过程转换或调节，其他的加工过程不仅包括认知，而且也包括另外的情绪与人际依恋等（Greenberg，2002）。自我维持和增强而不是自我控制，是情绪调节的目标，并且调节过程中所包括的感情加工主要发生在意识觉察之下。当情绪调节被看作情绪生成的一部分时，许多行为，可能因此被看作功能不良的表现，比如逃避、压抑或缺乏情绪觉察等，以及在临床工作中经常使用的行为，诸如，以情绪为中心的应对、情绪忍受和分类等。情绪调节作为情绪产生的成分，那么，调节是为了在正确的时间，生成适应性的好情绪，因此，治疗的第一步以接纳情绪为基础或者以优化某些特定的情绪为基础。情绪聚焦治疗强调接近和深入先前所逃避的情绪，使之能够忍受、接纳、有效用和理解这些情绪，并把这些方法作为优化情绪的调节策略。

在危险或创伤发生时，人们经常会经历情绪性的洪水猛兽，强烈的痛苦，往往使得人们试图完全逃避这些情绪。当情绪被逃避或者情绪麻木时，创伤性的后果则被搁置，但这种被搁的创伤恰恰是创伤后困难的关键之处。情绪性的过度唤醒也会导致一些问题，即非适应性的控制情绪。努力压制或逃避情绪都能够降低个体的情绪唤醒水平，使其从较高状态降到较低状态。但是，这可能导致情绪性的非适应性调节，其可以通过情绪回弹效应表现出来，也包括情绪性的洪水泛滥。另外，过度地控制情绪，还可能导致个体执行更多的冲动行为，即他们完全抛开严格自我限制的界限，过度进食、酗酒、消费或者与更多的人发生性关系。

叙事与存在意义创造

功能不良通常起源于人们创造他们体验意义的方式，以及他们对自我、他人、世界的叙事性解释。意义，从根本上来说，并不是体验本身固有的内容，体验自身无意义可言。适应性的同一性发展，需要这样的能力，即建构叙事、理解和融合我们生命中最重要生活事件的能力，这种能力的发展也才能够使得分化的、内部一致的自我得以建立起来。创伤叙事可以预测抑郁。叙事的不一致是自我组织混乱特性的一种标志，即个体不能够建构一个稳定的自我。例如，侵犯或丧失的问题性建构可以通过创造新的意义而改变，即人们发现他们的目的，或者重新建构他们对自身价值的理解，或者重新建构对过去事件中他人意图的理解。积累更多的一致性、情绪分化的自我与他人的解释，能够促进个体深刻地自我反思、灵活地执行任务以及进行新的人际交往活动，同时，这也是正确的情绪体验。人们给予他们体验的解释影响着他们的体验，并且还会改变这些无能为力的，或者受害者角色的叙事，进而成为更具有内在一致性的故事并具有积极的后果。这些后果又成为促进健康的重要因素。

来治疗的来访者通常具有意义或者存在性问题，并且功能不良的发展是焦虑的结果，他们的焦虑往往是为了防御不能觉察到的非存在感。因此，功能不良来源于缺乏真诚以及与体验的疏离，以及这两者共同造成的焦虑（存在性焦虑）导致的个体意义匮乏。创造个体生命的意义是健康生活的关键成分，并且意义感的获得为存在性问题，如死亡、丧亲、自由、孤独等提供应对的途径。

总　结

　　情绪可帮助人们确认对幸福来说什么是最重要的，并使得人们准备好要采取的行动。同样，情绪调整体验，为体验提供方向，告诉我们什么是最重要的、知道什么是最重要的，可以告诉我们需要做什么以及我们是谁。另外，情绪是最基础的生物适应系统，认识到这一点可以解决关于机体的价值加工过程是否科学的问题（我们的身体有智慧吗？）。情绪系统通过评估情境与我们幸福状态的关系发挥作用，由此发挥经验的组织功能。由动力系统发挥作用的成长趋势的加工过程包括多种不同成分的辩证协作，从而形成对激活成分的包含性和一致性的合成。这个辩证的加工过程的作用机制既包括基本的生物性的情绪系统，还包括人类使用符号的能力以及创造在这世间存在意义的能力，这个加工过程最终服务的目标是生存、维持与增强自我。有机体总是能够从它所有的学习、经验以及互动中为自身的发展提供方向。

　　这个动力系统观点指导我们，在现实实践中，情绪发挥着更为重要的现实建构功能，这一点是较早的理论所没有认识到的。在我们的理论中，虽然情绪体验被看作健康的一种基本源泉，能够提供健康的适应性信息，以其固有的生物适应性机理为基础。但是，在有些情况下，情绪也可以通过学习与经验成为适应不良的状态。因此，对来访者来说，最基本的加工过程是情绪觉察的发展，以及区分哪些情绪反应是健康的，能够被用来指导行动，哪些情绪反应是适应不良的，需要改变。

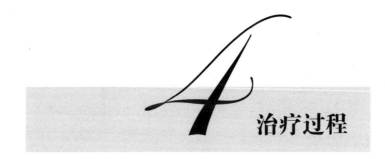

治疗过程

CHAPTER FOUR

　　请不要忘记，微不足道的情绪是我们生命的伟大舵手，我们服从于它，甚至毫无觉察。

——文森特·梵·高（Vincent Van Gogh）

　　情绪聚焦治疗有两个主要的治疗原理：提供治疗性人际关系，促进治疗性工作（Greenberg, Rice & Elliott, 1993）。人际关系原理相对任务促进原理来说，是首要的，并始终保持优先权。治疗风格是融合了下列治疗要素构成的指导性的风格：个人中心的治疗取向（Rogers, 1957），这个要素包括进入到来访者内在的参照框架，并以共情的方式作反应。在情绪聚焦治疗中，来访者中心融合了更多的指导，加工过程指导以及格式塔治疗风格（Gendlin, 1996; Perls, Hefferline & Goodman, 1951）对体验的深化。在这个取向中，跟随（following）和指导（leading），相互依存、相辅相成，融合为一种流动状态。治疗被看作一种合作建构的加工过程，在这个过程中，来访者和治疗师彼此相互影响，通过非强制的方式深化来访者的体验，探索并促进来访者的情绪性加工。

　　在本章节，我们首先讨论情绪聚焦治疗的基本原理，然后讨论治疗的程序与干预情绪的有关技能，总结情感改变的原理。接下来，讨论治疗的阶段、描述主要标记和任务、讨论个案治疗的公式以及个案举例。在本章的最后，将描述情绪聚焦治疗在多种心理障碍治疗中的应用。

指导治疗关系和任务的原理

3个治疗性人际关系原理指导情绪聚焦治疗，分别为在场与共情性协调、沟通（罗杰斯的核心条件）以及创造工作同盟（working alliance）。情绪聚焦治疗建立在真诚的价值、感情调节与共情性人际关系基础上，在治疗中，治疗师充分地在场、高度地协调，并且对来访者的体验作出敏感性的反应。治疗师对来访者是尊重的、接纳的，进行与自己的言行相符的沟通。这种治疗性人际关系既是治疗发生的人际环境，同时，其自身还是治疗的要素。这是因为，治疗师的共情和接纳促进来访者打破孤独，获得效能感，增强自我以及自我接纳。与治疗师的关系为来访者的烦躁提供了一个强有力的缓冲器，缓冲是通过感情的共同调节而实现的。治疗师通过协调的、反应性的和镜像的人际关系，可以为来访者提供人际安慰，促进他们情绪调节的发展。这种风格的人际关系帮助来访者调节他们过度强烈的、无法组织的和痛苦的情绪。久而久之，这种人际的情绪调节逐步成为来访者内化的自我安慰以及调节自我内在状态的能力（Stern，1985）。当来访者与治疗师建立共情性的联结，来访者大脑的感情加工中心将被激活，为来访者打开新的可能性。这种人际关系的风格创造了最优的治疗环境，既有助于感情调节的发生，又使得来访者感觉到足够的安全，从而能够进入自我探索以及新的学习。另外，这种治疗关系还是治疗性的、促进探索和创造新意义的治疗工作。

这种帮助性的治疗关系的另外一个重要方面是建立基于共同目标和任务的治疗同盟。治疗同盟促进来访者和治疗师两者协同工作，解决问题。在治疗过程中，对治疗目标和任务达成的一致，依赖于治疗师如何理解来访者，以及什么对来访者来说是有帮助的；并且，治疗是共情的执行。在情绪聚焦治疗中，治疗目标一致的达成通常是通过捕捉到来访者长期的痛苦来实现的，由于来访者一直挣扎于这种痛苦，因而建立一种旨在解决这种痛苦的工作目标，而不是行为改变的目标，有助于治疗同盟的形成。

在情绪聚焦治疗中，主要依据3项任务原理来促进不同的加工过程，这3项任务原理分别为任务完成、执行和选择。这3项原理基于对人类特征的基本理解，即人类是目的指导的有机体，具有先天的探索环境，掌控他们内部和外部环境的需要。这些基本原理指导治疗师帮助来访者解决内部的、与情绪有关的问题，这些任务的完成，首要的是要建立个体化的目标与逐步接近目标的具体任务。

任务原理指导治疗过程中所追求的任务，促进来访者在不同时段进行不同类型的信息加工，这些任务基于来访者所处的状态。在治疗过程中，不同的来访者处于每一类型的问题状态，被看作进行不同干预机会的标记物。干预是指促进来访者建设性地解决问题的最适合状态。治疗性工作包括治疗师建议来访者努力尝试他们的体验中渴求和蕴涵的某一具体的行为。在情绪聚焦治疗中，设计一些试验，用来促进来访者进入到他们的体验中。这些试验包括联合基本情绪与需要，接纳和转换痛苦的没有解决的情绪，阐明内隐的感受和意义。治疗工作并不直接针对情绪的应对、改变或者巩固，而是针对情绪加工过程的流畅与接纳。作为一种动态自我组织的加工过程，改变的发生最初源于情绪接纳，然后是新的情绪替代了旧的情绪，改变的发生并非来自直接的努力或者获得某个特殊的目标。

由此，情绪聚焦治疗的过程是追随与指导的有机融合，但在时序上，追随总是发生在指导之前。久而久之，随着情绪聚焦治疗应用于不同的人群，我们也逐渐清晰地发现，指导与结构性规则的程度必须根据来访者情绪调节不良的程度而灵活变化。抑郁和逃避情绪倾向越严重的来访者，越是常常从更多的加工过程指导和情绪训练中获益，其中情绪训练包括情绪养育，即安慰和同情来访者。但是，对更脆弱的来访者，或者具有较高内部控制倾向的来访者，或者具有较强反应风格的来访者来说，能从较多的反应追随和较少的指导中获得更多的益处。同样，来自不同文化背景的来访者对治疗师的指导持有不同的期望，在治疗过程中，要尽可能地与来访者的期望匹配，特别是在治疗过程的早期。

知觉技能

治疗处理过程包括两个方面的技能，一方面是知觉来访者的有关技能，一方面是治疗师实行或干预的技能。其中，知觉技能指导治疗师确认不同类型的情绪，标记问题；干预技能指导治疗师干预来访者。在下文，我们首先描述一些通用的知觉和干预技能。一些特殊的问题标记以及对每个问题标记的特殊干预技能将在后面的章节中具体讨论。

正确地评估不同类型的情绪非常重要，这是因为，每一种情绪都必须给予不同的对待（Greenberg，2002；Greenberg & Paivio，1997）。评估不同类型的情绪是一项知觉技能，一旦获得了这种技能，往往以内隐的方式发生作用，成为治疗师共情性协调能力中的一种自然而然的成分。治疗师最初应该大约地评估来访者是否有太多或太少的情绪，并因此进行相应地干预，要么是调节情绪，要么是进入情绪。然而，需要特别强调的是，所有的情绪都出现在人际情境中，产生什么样的情绪，受到人际情境以及来访者所持有的情绪表达规则的影响。因此，来访者无调节情绪能力或者过度地调节情绪的倾向是一种建构性人际和文化的加工过程，并不仅仅是来访者的人格特点。因而，情绪是否出现以及怎样调节情绪，是治疗性人际关系和来访者文化与家庭规则的功能。

接下来，描述治疗师怎样评估和辨别情绪。例如，治疗师怎样辨别哭泣是来访者次级抑郁性无助的表达，还是初级的悲伤或丧亲的表达；治疗师怎样评估悲伤是来访者表达哀伤的沟通符号，或抑郁症状态的抑郁症状，或来访者用眼泪表达抗议；这种表达的基础是初级的愤怒情绪，或仅仅是工具性的"鳄鱼的眼泪"，用来获得更多的安慰。

治疗师用不同的一组技能和信息帮助来访者辨别表达情绪的

类型（Greenberg，2002；Greenberg & Paivio，1997）。首先，情绪
聚焦治疗师从来不简单地从他们自己的参照框架来评估来访者的情
绪，而是与他们的来访者合作，共同决定某种情绪在特定时刻对来
访者来说具有什么功能。共情性协调对知晓他人的情绪是什么至关
重要。非语言的线索，特别是语音、面部表情和姿态都是情绪表达
的重要的信息源，因为这些线索都是情绪表达的自然特征。语音或
面部表情往往能够揭示情绪是初级和真诚的，还是次级的或隐藏其
他感受的。治疗者自己对人类情绪反应和情绪序列的通识和体验，
以及他们对自己在具体情境中典型反应的觉察，都能够帮助治疗师
辨别出来访者的哪些情绪是初级情绪。例如，如果一个治疗师知道
在一个正式晚宴上，打碎了一只啤酒玻璃杯，在众目睽睽的注视下
是什么感受，那么，这种知识能够帮助治疗师知道在这种情况下来
访者的初级感受是尴尬。感受、行动倾向和需要之间相符，比如，
为丧亲悲伤，寻求来自亲密者的安慰，表明这种情绪是初级情绪；
然而，当受伤害时，感到愤怒，推开对方，需要安慰，这种不相符，
表现这种状态是衍生情绪。

　　另外，治疗师觉察到来访者对自己的情绪反应，对评估来访者
的情绪来说也是重要的。因为人们先天固置了对他人的情绪线索给
予情绪反应的潜质，这种反应为我们提供重要的信息。因此，我们
会自动地对他人的初级痛苦和困境感到同情，但是对他人次级的抱
怨和牢骚会感到气愤；我们会对非适应性的、攻击性的愤怒感到恐
惧或者小心谨慎，但是对他人主张权益、适应性的愤怒会给予支持。

我们的情绪反应会告知我们，他人的感受是什么类型的情绪。对某个来访者典型情绪的反应方式以及典型情绪反应类型的知晓，同样对指导情绪评估有帮助，这些信息通常在某个特殊的来访者或者不同的文化中可以发现。知晓情绪表达的情境对理解情绪来说是最有帮助的。某种新情绪的第一次表达完全不同于已经被表达20次的旧情绪；并且，如果情绪的表达导向更具有建设性的加工过程或适应行为，或者与此相反，情绪的表达导致更多的功能不良状态，诸如此类的信息，都有助于治疗师将其用来决策某种情绪是否是初级的或适应性的。

干预技能

治疗干预主要依据情绪干预的原理，这些原理包括对情绪加工过程的理解以及对不同问题标记的特殊干预方法。下文将首先描述一般的策略，接下来是情绪改变的原理、治疗的阶段以及对问题标记和治疗任务的探讨。

情绪聚焦治疗对待情绪的一般策略

有两项主要的任务对人们有帮助：①细致入微地明察秋毫，即顺着细微情绪的涓涓细流触及深刻渊源；②虽然激情澎湃，但皆处于合乎于礼的控制中。有多种可能的途径帮助来访者体察他们的感受，包括主动注意标示情绪的身体感觉，帮助来访者回忆先前的情绪事件或情境，从而想起过去的特殊感受，使用栩栩如生的情绪线索，比如在与来访者的沟通中使用正好切中要害的词汇或图像。另外，治疗师可以建议来访者，好像他们感觉到一样来表现，或夸大表现，重复一些词汇或姿态（例如，大声地讲话、愤怒的声音、挥动拳头）。这对来访者监控他们的唤醒水平非常有帮助，从而保持情绪的激活状态处于安全的范围内。后一种策略非常重要，因为大多数人如果感觉到他们正在失去控制，便会切断与自己情绪的联系。

治疗师们常常会问我，他们应该如何接近那些严格束缚来访者的情绪，或者应该怎样帮助来访者调节功能不良的情绪。这些问题最好以下列的方式提出来：在一种什么样的人际关系中，治疗师能帮助来访者评估或调节情绪？这种人际关系对评估情绪，影响来访者体验到什么类型的情绪以及怎样加工情绪总是发挥着关键作用。在情绪聚焦治疗中，一个基本的假设为，治疗师通过感情协调来接近来访者的情绪；通过人际安慰来调节来访者的情绪，通过人际关系为来访者提供新的情绪体验。

帮助来访者评估和符号化他们情绪的共情可分为以下程度不同的类型，理解性的共情性反应，确认和激活反应，探究和推测反应以及共情性的再次聚焦（Elliott et al，2004；Greenberg & Elliott，1997）。共情性探索是情绪聚集治疗根本的干预方式，它是一种反应，针对来访者体验的生长点——这是体验中最具有活力、或切中要害、或内隐的成分，帮助其生发蓬勃。一旦治疗师的反应被这种规则结构化，那么，在治疗师的反应结束时，则应关注来访者当下最具有活力的状态是什么。此时，来访者的注意也由此转移到他或她的体验，更准确地说是区分他或她体验的生长点。通过实时敏感地注意来访者的言语以及非言语中最切中要害的叙事，治疗师共情性的探索有助于他们捕捉到来访者的体验，甚至比来访者自己描述还要丰富的内容。这帮助来访者在意识中清晰地符号化先前内隐的体验。

在治疗中，来访者往往从讲述他们的问题开始。情绪聚焦治疗师在治疗开始时，就采用共情的方式，鼓励来访者关注内在和深化他们的体验。如果这不能深化来访者的体验，他们会转向聚焦，引导对身体感受的注意。这种干预，通常在较晚开展；同时，还采用更多的激活式干预，比如空椅对话、意象等。此时，感情是最强烈的，并且被生动地带入到意识觉察的关注点之一。

治疗师鼓励来访者把他们的注意力集中到他们身体感受到的体验上，并询问自己："我的问题是什么？"然后，治疗师帮助来访者用语言表达感受，关注这种体验所具有的效果，感受到问题的整体，以及来自身体感受中最重要的信息是什么？这是一个聚焦的过程；同时，也是基本的融合内部经验的表征，而这些内部经验是治疗师鼓励来访者积极关注的。

情绪聚焦治疗师还帮助那些受到情绪强烈冲击和伤害的来访者发展适应性的策略，把情绪容纳在某种可能的范围内。这些策略包括观察和符号化过度强烈的情绪（例如，采用观察者的立场创造安全的距离，描述自己的恐惧，好像一只黑色的球卡在自己胃里）。

治疗师向来访者提供的支持和理解，以及鼓励来访者寻求他人的支持和理解，都有助于来访者调节情绪，正如鼓励来访者组织他们的烦躁情绪一样（例如，列出问题清单）。帮助来访者进行自我安慰，是一个关键的策略。在这里，治疗师也鼓励放松、自我安慰、自我关心（例如，试着告诉你的其他部分，我感到悲伤，这很好）。帮助烦躁的来访者从当前的状态分心（例如，在想象里，向后或向前数数，直到感觉舒服的状态），是促进调节的另外一种有效的干预策略。如果来访者在治疗过程中的某个时段，被强烈的情绪体验击垮时，治疗师可以建议来访者注意呼吸、把双脚放在地板上，感受坐在椅子里的自己，注视着治疗师，并且描述自己看到了什么等，以调节这种强烈的体验。

有点悖论的是，帮助来访者容纳情绪的最有效的方式可能也是帮助他们最正确地觉察情绪、表达情绪，并且决定如果某种情绪产生了，接下来会发生什么的方式。这是因为抑制情绪以及对情绪不理不睬，将有可能产生更多的不想要的情绪侵入，使个体遭遇更多情绪的攻击或恐吓。对来访者和治疗师来说，一个重要的两难选择，就是知道什么时候应促进觉察和体验情绪，什么时候应调节情绪。一个有用的实践建议，特别是针对那些体验到过度强烈的破坏性情绪的来访者来说，就是觉察他们所体验情绪的强烈程度，并依据觉察的结果指导自己应对情绪。当情绪的强度较低，处于可以管理状态时，也就是说情绪激活的强度低于70%时，采用接近和觉察情绪的策略；而情绪激活的强度超过这个水平，并且情绪变得不易管理时，应采用分心和调节策略。

在处理情绪的过程中，除了这些通用的策略外，必须采用不同的策略来处理如第 3 章所描述的不同类型的情绪。对初级适应情绪，必须深入洞察，并允许这类情绪更充分地展示，从而获得信息和行动倾向的指导。为了帮助来访者从他们的感受中找出初级的适应情绪，治疗师应给予他们共情性的反应，并且像代理信息加工者一样行动，为来访者提供描述感受的符号，来访者可以反馈这些符号是否匹配他们的感受。治疗师也可以通过询问来访者："这是你一落千丈时核心的感受吗？"评估某种情绪是否是初级情绪，或者敏锐地提示来访者（注视你的内心，看看这是否是你最基本的感受）。通过帮助来访者接近、认可、忍耐、符号化、调节和探索非适应性情绪，可以有效地处理它们。当这些情绪被确认和接纳，而不是逃避之后，它们将更服从于改变。改变的方法有，确认支撑这些非适应性情绪的基础性感受（例如，愤怒、自我同情或骄傲可能是非适应性羞愧的基础性感受），并反思这些基础性感受，从中获得意义。治疗师通过共情性探索和共情性推测，帮助来访者确认这些更深层的体验。为了确认非适应情绪，治疗师可以询问："你最脆弱的感受是什么？这种感受是你很早以前就有的，从那时到现在你都还能记起。"或者："这种感受像以前曾发生的某种反应吗？"或者："这种感受是你当下此时此刻的感受吗？"其他一些有帮助的问题是"这种感受是否似曾相识"以及"这种感受能够帮助你应付这个情境吗"。

为了找到来访者被掌控的初级情绪（例如，初级的恐惧是反应性愤怒的基础），治疗师最好以同情探索的方式对来访者的衍生情绪作出反应。为了知晓衍生情绪下位的感受，治疗师也可以询问"当你感受到这些时，除此之外什么是你最强烈觉察的感受"或者"请花一分钟时间，看看如果你感受到这些，还有其他的什么深层次的感受"。对于工具性情绪，最好探索它们的人际功能或对他人的影响意图。在沟通了来访者所感受到悲伤或愤怒之后，治疗师可以询问："我想你可能对这个人有某种意图，或者你的这种感受想告诉对方什么呢？"人们可能认识到他们情绪体验中的人际意图，即他们自我保护、安慰的欲望，或者他们企图控制他人。

情绪改变的原理

依据情绪聚焦治疗的理论，可通过觉察、表达、调节、反思、转换以及在共情协调的治疗性人际关系情境中产生矫正性情绪体验，使得改变发生。下文将讨论这些有实证基础，支持情绪改变的原理。但是需要说明的是，这些原理用于在治疗中处理情绪，而不是在生活中管理情绪。例如，在治疗中，促进对创伤性恐惧，或者对重要他人没有表现的怨恨的觉察、激活和表达，对来访者的成长是有益的。但是如果在生活中，人们可能更希望促进应对行为与感情调节。

觉 察

增强情绪觉察是治疗工作中最基础性的目标。当人们知道他们的感受是什么时，他们将明朗自己的需要，进而采取行动满足需要。

在治疗过程中，增强情绪觉察能力有多种多样的方式。逐步觉察到自己的情绪，并用词汇符号表现自己的情绪体验，提供了两个方面的确认，一方面是适应性信息，一方面是情绪蕴涵的行动倾向。需要特别强调的是，情绪觉察不是思考感受，而是在意识中感觉感受。任何被否认的感受，或分离的感受都不能发生改变，而一旦感受被承认，改变则将发生。只有当情绪被感受到，才能用语言清晰地表达，从而成为意识中的重要内容。情绪聚焦治疗的目标是情绪接纳，但是自我接纳和自我觉察交互作用。为了真实地知道自己是什么，人们必须接纳自我。

对问题性情绪的觉察有 3 个重要的阶段。第一个阶段是指事件发生之后，觉察情绪，即人们反思他们过去感受到什么，以及这些经历对未来更好的反应有什么借鉴。在这个阶段，觉察还包括知觉导致情绪反应发生的刺激物。许多内省取向的治疗往往止步于第一个阶段，即人们能够理解他们为什么以这种让他们遗憾的方式行动，但是这并不能够帮助他们在以后同样的情境中停止这种行动。第二个阶段减少来访者感受到某种情绪的持续时间。第三个阶段是指在情绪将要涌现出来时，能够知觉到并在发生之前阻止它（例如，认识到愤怒或失望的冲动，但是在情绪充分表现之前，就能转换这些情绪）。

表　达

在治疗中，表达不包括发泄衍生情绪，而是克服对体验的逃避，表达先前严格限制的初级情绪（Greenberg & Safran，1987）。表达性应对也可能帮助个体注意和澄清最基本的需要，进而促进目标的达成。需要说明的是，关于情绪表达的有效性，并不存在一套普遍的规则；必须区分治疗中的情绪表达、再次体验、重新处理过去的问题性体验与日常生活中的情绪表达的不同。激活与表达的价值，以及这两种情绪表现方式在治疗（在生活）中的作用，依赖于表达了什么情绪，针对什么问题，怎样表达的，谁对谁表达，什么时候、在什么境况下、这种表达是由他人的什么体验和意义引起的。在日常生活中，问题性情绪的表达常常是没有什么帮助的。在治疗中，激活和表达是必要的，但是对治疗性成长来说，并不总是充分的。

　　因为人类有非常强烈的逃避体验和表达痛苦情绪的倾向，所以必须鼓励来访者在治疗环节中，克服逃避倾向，注意身体感受，采用小步子的方式接近痛苦情绪。在这个过程，包括改变外显的信念（如，愤怒是危险的，或男儿有泪不轻弹），因为这些信念或者掌控他们的逃避倾向，或者帮助他们面对死亡的恐惧（Greenberg & Bolger，2001）。然后，来访者必须允许这些痛苦情绪出现，并忍耐这些痛苦存在于生活中。表达阶段包括两个步骤，第一步是接近情绪，第二步是忍耐情绪（通常是不舒服的），这与表露的思想是一致的。大量的研究支持，如果用充分的时间表露先前逃避的感受，可以减弱痛苦情绪的消极效果（Foa & Jaycox，1999）。然而，从情绪聚焦的观点来看，接近、激活、忍受情绪体验的情绪加工过程对非适应性情绪的改变是必要的，但不是充分条件。最优的情绪加工过程包括认知与感情的融合（Greenberg，2002；Greenberg &

Pacual-Leone，1995；Greenberg & Safran，1987），感情的转换，不仅仅是忍耐（Greenberg，2002）。来访者与初级的非适应性情绪体验（如核心的羞愧或基本的不安全感）建立联系，并表达这些情绪之后，他们还必须在认知层面上把这些体验作为信息，在意识中符号化这些体验，探索、反思这些体验，从中获得意义。最后，转换这些体验。

　　调　节

　　情绪加工过程的第三个原理针对情绪调节。对一些人来说，心理障碍与情境情绪都表现为情绪调节不良（Linehan，1993）。在任何治疗中，一项重要的问题就是什么情绪应该被调节，它们应该被怎样调节，这些问题逐步成为治疗的中心内容。那些需要降低情绪强度的调节，通常要么针对衍生情绪、要么针对初级情绪，比如，失望和绝望，对焦虑的焦虑等二级情绪，以及无价值感的羞愧、对基本的不安和痛苦产生的焦虑等非适应性的初级情绪。

　　有助于情绪调节的第一个环节是提供安全、平和、回馈和共情性的环境，这种环境有助于恢复自动生成的烦躁不安（Bohart & Greenberg，1997），有助于增强来访者的自我。环境条件满足后，接下来可以教来访者情绪调节和压力忍耐技能（Linehan，1993），比如，确认情绪产生的刺激物、逃避刺激的再伤害、确认和标签情绪、容忍情绪、建立处理情绪的工作距离、增加积极情绪、自我安慰、调整呼吸、寻找分心刺激物。建立处理过度强烈的核心情绪的工作距离，最有帮助的方法是冥想练习和自我接纳。调节呼吸，观察自己的情绪，让情绪来去自由，是调节情绪性压力的重要加工过程。

发展来访者自我安慰和自我同情能力，是调节的另外一个重要方面。通过自我安慰，可以在多种加工水平上降低情绪的强度。生理水平的安慰有副交感神经系统的激活，调整心跳和呼吸频率以及交感神经系统的功能，这个系统在压力之下，活动增强。提升来访者接收到并且对自己的痛苦情绪产生同情的能力，是帮助他们容忍情绪与自我安慰的重要环节。安慰自我的能力，最初是内化了保护自己的照料者的安慰机能（Sroufe，1996；Stern，1985）。久而久之，这种内化的技能帮助来访者发展自己内隐的自我安慰，以及在不需要故意努力的情况下，自动地调节感受的能力。

反　思

除了确认情绪、用词汇表征和表达情绪之外，促进对情绪体验的进一步反思，能够帮助来访者获得他们情绪体验的叙事意义，并促进这种意义同化到他们动态的自我叙事之中。我们从情绪体验中获得的意义决定了我们是谁的自我体验。反思帮助我们创造新的意义，并发展新的叙事，提升对体验的理解（Goldman，Greenberg & Pos，2005；Greenberg & Angus，2004；Greenberg & Pacual-Leone，1997；Pennebaker，1995）。彭尼贝克（Pennebaker，1995）的研究显示，书写情绪体验具有积极效应，特别是对自主神经系统的活动、免疫机能、生理和情绪健康。由此，作者推论，通过使用语言，人们能够组织、结构，并且最终同化他们的体验与激活情绪的事件这两个方面的内容。

　　情绪体验的探索和反思发现了什么，是否形成内在一致的叙事，是情绪改变的重要加工过程之一。反思可提升对自我的心理建构与构成方式的理解；叙事提供认知的组织加工过程；而意义是个体生活事件的一种暂时完形；行动则由特定的故事情节或主题决定。讲故事会将来访者的体验和意义完善为一个内在一致的好故事，使得体验有前后一致的逻辑秩序，为自我提供认同。人类总是热烈地渴望从体验中创造出他们独属的意义，并用意义的创造克服存在的虚无感。

　　转　换

　　或许在治疗过程中，处理非适应情绪最重要的方式并不仅止步于非适应性情绪的表露，也不是调节，而是实现有新的情绪进入的转换。这种处理方式，对一些初级的非适应情绪最有应用价值，比如，可以用新的情绪转换来访者的恐惧和羞愧，以及孤独遗弃者的悲伤（Greenberg，2002）。我认为对非适应性情绪状态，最好通过激活其他的适应性更好的情绪来转换它们，而不是直接处理这些非适应性情绪。在情绪聚焦治疗中，一项重要的目标是到达非适应性情绪，这样做不是为了理解适应不良情绪提供的好的信息和动机，而是使其更容易发生转换。在同一时间，适应性更好的情绪与适应不良情绪可同时激活。适应良好的情绪既可以是对适应不良情绪的反应，也可以是适应不良情绪的伴随者，从而帮助适应不良情绪发生转换。关于情绪转换路径存在一个基本的悖论，即转换情绪不是从努力改变开始，而是从充分地接纳痛苦情绪开始。痛苦情绪必须被充分地感受到，接受到它们的信息，然后这些情绪才会对其他新情绪敞开改变的大门。在情绪聚焦治疗中，指导治疗干预的一个基本预设为，如果你不能接纳你自己——这就是我，你就不能从转换中获得效益，甚至不能发生转换。用佛家的语言来说，一个不能离开他从未到达的地方。对情绪来说，一个人必须感受到情绪，倾听它。这个道理甚至可用于自我，即如果自我真正想改变，必须首先接纳，甚至亲密地拥抱这个不完善的自我。自我转换因此也总是在自我接纳之后发生。

　　用情绪转变情绪的方法在思想上超出了以下改变情绪的方法，如精神宣泄、完成与离开、暴露、消灭或习惯化。这是因为，适应不良情绪不能被宣泄，也不能因为人们体验到它就简单地减弱消失，只有使用另外一种感受来转换或消除。虽然一些调节不良的衍生情绪可能仅仅通过暴露就可以被克服，比如恐惧症中的焦虑和恐惧情绪、强迫冲动、创伤性意象负载的痛苦和恐惧情绪。但是，初级的适应不良情绪，比如无价值的羞愧、不安全的焦虑、被抛弃的悲伤等，最好通过其他有联系的情绪进行转换。例如，转换初级的适应不良情绪——核心的羞愧或被抛弃的悲伤时，可以通过同时激活一种不相容的、适应更好的情绪体验，比如有力量的愤怒和自豪，或者对自我的同情。新的情绪体验消除了旧的反应，而不是减弱旧的反应（Fredrickson，2001）。转换的加工过程包括更多的内容，不仅仅是简单的感受或面对情绪体验，还包括消除旧的情绪体验。例如，初级适应不良情绪、恐惧或羞愧中所蕴涵的退缩倾向，被愤怒或寻求安慰的悲伤所蕴涵的接近倾向所替代。

在治疗中，如果适应不良的被抛弃恐惧或湮灭感来自童年期的虐待，一旦在当前激活，可以通过激活另外一些情感转换为安全的情感。这些情感包括更有力量的、能够建立边界的适应性愤怒；或者对虐待的厌恶感，这种情感在过去感受到，但没有表达出来；或者以前不容易感受到的安慰自己的情感，以及自我同情和寻求舒适的需要。类似地，适应不良的愤怒可以通过适应性的悲伤消除。适应不良的羞愧，其来自对羞辱的内化，可以通过对遭遇虐待时所受到的侵犯的愤怒、自我同情，或感受到自我的价值感等进行转换。当遭受到不公正的对待或挫败时，产生愤怒情绪，是消除绝望和无助感的最好的解毒剂。羞愧时，会希望找个地缝钻进去；无助时，会觉得整个世界轰然倒塌。这种感受，可以通过对侵犯者的愤怒得到转换，因为此时愤怒是进攻导向的。大脑一个半球产生的退缩性情绪，会被大脑另外一个半球产生的趋近性情绪所替代，反之亦然（Davidson，2000a，2000b）。替代性的情绪被确认之后，它们会转换或消除原初的状态，一种新的状态被锻造成功。在对立性的转换情感激活之前，需要发生改变的适应不良情绪常常需要一个阶段的调节或平静，并获得这种情绪的意义，然后才是激活不相容的转换情绪。

治疗师应怎样帮助来访者确认改变旧情绪的新情绪？我们曾列举了一些方法（Greenberg，2002）。治疗师可以帮助来访者确认在当前治疗时，处于第二位主导优势的情绪是什么，这可以通过多种途径来实现，包括转移注意，指向那些在当前被表达，但是仅仅"处于来访者觉察边缘"的情绪。但是，如果当前没有其他的情绪，那么，请聚焦于来访者当前的需要，由此，把注意力转移到一种新的情绪（Greenberg，2002）。新确认的，替代性的感受是来访者人格中的资源，帮助来访者改变适应不良状态。这些新的感受，要么在原初的状态被感受到，但没有表达；要么在当前感受到，对原初状态的适应性反应。例如，说出对犯罪者的内隐的愤怒，有助于改变对创伤的恐惧感。当恐惧时逃跑的倾向与愤怒者向敌人进攻的倾向联合起来时，会产生一种新的人际关系立场，即抓住这个坏家伙，让他为自己的错误负责；同时，感觉到自己应该得到必要的保护，而不是为自己的行为感到内疚或不安全。在这个例子中，在用更具有适应意义的愤怒取代恐惧之前，符号化、探索和分辨初级的适应不良情绪（在这里是恐惧），并且用呼吸和平静的方式调节这种情绪，是非常必要的。

确认新情绪还包括其他的一些方式，比如，使用扮演和想象技术激活新情绪，回忆某个情绪被感受到的时刻，改变来访者怎样看待问题的视角，或对来访者表达某种情绪（Greenberg，2002）。这些新的情绪一旦确认，将开始消除先前决定来访者心理加工方式的心理—感情动力程序。新的情绪状态使得人们能够挑战自我知觉的有效性，以及自我知觉与适应不良情绪的其他联系，削弱适应不良情绪对自我的控制性影响。新的情绪状态还能够自动地确认适应性的需要与行动，指出适应不良感受与信念之间的差异。

在我看来，生成新的情绪反应，是适应不良情绪反应发生持久情绪改变的必要条件。这种改变不能够通过顿悟或理解产生，而是对旧情境生成一种新的反应，并把这种新反应融合到记忆之中。情绪聚焦治疗的工作流程遵循的第一个基本原则，即人们必须首先到达这里，然后才能够离开这里。适应不良情绪图式记忆，比如童年时期的丧失和创伤，在治疗过程中必须先被激活，这样做是为了通过记忆，重建并改变这些记忆。研究表明，在被激活的过去事件的记忆中，引入新的经验，可以导致记忆转换，其机制为新材料同化到过去的记忆中（Nadel & Bohbot, 2001）。通过在当前状态的激活，旧的记忆被新的体验重新解构。这种重构之所以发生，有多个方面的原因，一是安全的人际关系，二是更多的适应性情绪反应的共同激活，三是采用成年期的资源，理解和应对过去的旧情境。通过凝固这些新的要素，记忆以一种新的方式被巩固。事实上，过去能够被改变——至少在记忆中如此。

矫正的情绪体验

来访者与另外的他人（常常是治疗师）产生的新的生活体验在提供人际矫正性情绪体验方面，有特别重要的意义。因为，这种新的人际体验可提供人际安慰、解除病理性的信念，或提供新的成功感受，矫正原来建立的人际模式。在治疗的情景中，来访者面对羞愧情绪的体验，以及接纳体验，而不是期望中的羞辱或诋毁，对他们改变羞愧感受具有强大的支撑力。因为在治疗情景中，来访者可以向治疗师表达他们的脆弱或愤怒，但不会因此受到惩罚；可以声明自己的主张，但不会被责难。这种不可否认的新的现实，使得来访者体验到他们不再是一个脆弱无力，无法左右强大的成年人的孩童。矫正性的情绪体验，在情绪聚焦治疗中，主要发生在来访者与治疗师之间治疗性的人际关系中。但是，治疗师也鼓励来访者在现实的生活中体验成功。

情绪聚焦治疗为来访者设立的目标是，在治疗性的更具有帮助性的有利环境里，重新体验对以往不能处理情绪的掌控感。然后，来访者经历矫正性的情绪体验，从而修复先前的人际关系体验中的伤害。矫正性人际关系情绪体验还产生于一以贯之的治疗过程的全程，因为任何时候，来访者的体验都会获得治疗师的共情与确证，使得来访者对自己的内在世界产生积极的体验。总而言之，来访者和治疗师之间真诚的关系，以及这种关系的恒常性，也使矫正性情绪体验得以产生。

治疗阶段

情绪聚焦治疗的全过程可以划分为 3 个主要的阶段，每个阶段都有一套步骤，说明什么时间完成什么任务（Greenberg & Watson）。第一阶段是关系与觉察，然后是中间阶段——激活和探索，最后是治疗的第三个阶段：转换阶段；这个阶段包括生成新的情绪体验建构替代性体验，并反思新的体验，创造新的叙事意义。第一个阶段，关系与觉察，包括 4 个步骤：①注意、强调并确认来访者的感受以及当前的自我意义感；②建立能够处理情绪的关系；

③提高对内部体验的觉察；④建立合作性共同聚焦点。第二个阶段，激活和探索阶段，也包括4个步骤：①支持来访者的情绪体验；②激活和唤醒来访者的问题性感受；③消除对情绪的干扰；④帮助来访者评估初级情绪或适应不良情绪图式。最后一个阶段，生成新的情绪体验，创造新的叙事意义，包括3个阶段：①生成新的情绪反应，转换适应不良情绪图式；②增强反思，创造新体验的意义；③确证新的感受，并支持新的自我意义的凸现。

　　通过替换初级情绪，并且把这种初级情绪作为一种资源，让其发生更深刻的改变。在一些个案中，改变的发生有时非常简单，仅仅是因为他们评估了适应性的潜在情绪，比如主张正义的愤怒，并重新组织这种情绪，用来主张自己的边界；有时是评估适应性的悲伤，为丧失而哀伤，并组织为退缩和康复，或积极地寻求安慰和支持。在这些个案中，融合情绪中蕴涵的需要与行动倾向，为来访者的改变提供了动机和方向，以及替代性的反应方式。此时，行动取代了放弃，热烈的渴望取代了绝望。

　　然而，在许多个案中，当到达初级情绪时会发现，这些情绪应该被理解为非常复杂的适应不良情绪图式，而不是没有表达的初级适应情绪，比如悲伤或愤怒。如果核心图式是适应不良的，将导致一些深层次的感受，比如无力感，或前途渺茫、深深地伤害、羞愧、不安全、无价值，或不被爱也不值得别人爱。初级的适应不良感受，比如无价值、软弱或不安全，必须被评估，由此才能够发生改变。因为，只有通过体验情绪，情绪性压力才可能缓解。一个人不能消除无价值感或不安全感，直到他真正体验这些情绪。什么是治愈，首先是能够用符号表达和表征这些无价值感或虚弱感的能力，然后是用以情绪为基础的适应性自我图式替代这些感受。替代性图式的生成，以评估适应性感受和需要为基础，这些感受和需要是在当前治疗性情景中生成的对情绪困扰的新反应。个人对他或她自己符号化的情绪困扰的反应是适应性的，必须被评估，并用作安身立命的资源。

转换阶段基本的情绪加工步骤

我们处理"坏情感"的三部曲模型：激活、探索和转换得到了充分地讨论和检验。这个模型以临床理论和实践为基础，从次级情感出发，找到适应不良的初级情感，最后生成新的初级适应情感（Greenberg & Paivio，1997；Herrmann，Greenberg & Auzra，2007；Pascual-Leone & Greenberg，2007）。烦恼情绪的转换从注意该情感的激活开始（如，我感觉很糟糕），然后探讨产生这种糟糕感受的认知—感情加工序列（如，我感到绝望，努力有什么用呢？）。最终，这将导致一些核心的适应不良情绪图式的自我组织的激活，通常以恐惧和羞愧为基础（如，我无价值，我自己不能活下去）。在转换的这个时段上，新的适应性体验应被确认。

当来访者处于整体性烦躁状态时，应从详细地解释和区分他们的思想和感受开始，接下来可以向两个方向前进，一个方向是核心适应不良的自我组织，以适应不良的情绪图式为基础，如恐惧、羞愧或被抛弃的孤独和悲伤。第二个方向是一些衍生情绪表达，通常是绝望或某种被拒绝的愤怒（A. Pascual-Leone & Greenberg，2007）。解决的路径，没有什么大的变化，表达哀伤与伤痛，并转化为适应性的愤怒或自我修复，这种新的情绪促进自我接纳和执行能力。一些心理资源较多的来访者，往往直接从衍生情绪转换到坚定而自信的愤怒情绪，或健康的悲伤。但是，一些受伤很深的来访者需要更多的工作，才能够穿越干扰，到达他们核心的适应不良的恐惧和悲伤（这些情感往往受他们依恋关系的影响），以及与自我认同有关联的羞愧感（Greenberg，2002；Greenberg & Paivio，1997；Greenberg & Watson，2006）。

　　来访者不论是开始进入到情绪烦躁状态，还是已经解决了他们的问题情绪，他们的情绪烦躁主要表现为这样一些适应不良的感受：恐惧、被抛弃、悲伤或羞愧。当人们处在这样的状态中时，他们感觉自己无能、无效、空虚和孤独。当这些情绪状态被分化为适应性的需要时，转换将发生，人们会在这些需要的引导下，行动起来，拒绝这些核心的适应不良情绪图式中所蕴涵的消极自我评价。这个加工过程的本质是分离出适应不良情绪中所蕴涵的核心的适应性依恋与认同需要（前者是指与他人亲密联结，或者是指自己有所作为）。这些适应不良情绪，无论是恐惧、羞愧还是悲伤，一旦被移除和确证，就会表现出其适应的一面，引导来访者实际行动起来，进入到更适应性的情绪状态，拒绝不值得爱、尊重和联结等消极的无价值意象。在应对同样的情景时，会产生具有对立特征的两种体验，如"我毫无价值或不值得爱"与"我值得被人爱和尊重"。体验的对立特征，使得适应性情绪可以克服适应不良情绪状态。通过接近新的自我体验和创造新的意义，导致新的更积极的自我评价凸现。

在有效能的治疗性人际关系中，来访者会离开哀伤，承认丧亲或遭受到的伤害，即认识到"我没有拥有我需要的"或"我错过了我值得拥有的"，进入到坚定、自信、有力量的愤怒或自我安慰。这依赖于新的自我需要是否包括边界的建立或安慰，来访者有时直接向外表达他们的适应性情绪（愤怒情绪），用来保护自己的边界，或向内表达对自我的反应（如同情或关心）。指向内部的情绪表达通常转变为对丧失的哀伤。这种哀伤的状态，要么以丧失的悲伤为特征，要么以认识到自己的痛苦或伤害为特征，但没有责备、自我同情或放弃。这些感受成为整体性情绪烦躁的初始状态。因此，要解决这种状态，需要在来访者新近形成的自我主张和自我安慰的能力中融合丧失的意义。

上文描述的从衍生情绪开始，通过初级适应不良情绪到初级适应良好情绪的变化，代表了情绪聚焦治疗中的核心改变。在情绪转换的全程，减弱高度激活情绪的强度是必要的，但是应使之依然处于促进治愈的强度水平。治疗师还必须优化情绪的激活水平，使之足以被感受到，并能够成为来访者心理加工的信息。但是激活水平的优化不能矫枉过正，使之发生调节不良或错误定向的可能。

标记和任务

情绪聚焦治疗取向的定义性特征为，干预是标记取向的。研究已经证明，来访者在治疗中，进入到特殊的问题性情绪加工状态，这种状态是可以识别的，并且特定的行为会标记出这种潜在的感情问题，这种标记为特定类型的有效干预提供了机会（Greenberg, Rice & Elliott, 1993；Rice & Greenberg, 1984）。标记物不仅指示来访者的状态和应使用的干预类型，而且表明来访者当前已经准备好可以处理这个问题。情绪聚焦治疗师被训练成能够确认不同类型的问题情绪的标记物，并以特殊的方式进行干预，干预方式最好适合这些问题。

治疗中的每一项任务都得到了集中和广泛的研究，解决问题路径的关键成分以及解决问题的特殊形式都已经具体化。改变的加工过程模型像地图一样，指导治疗师的干预过程。下文描述了一些主要的标记，以及已经证明的伴随这些标记的干预（Greenberg, Rice & Elliott, 1993）。

- 问题性反应，对特定情境表现出的情绪或行为反应感到困惑。例如，一个来访者描述道："在来治疗的路上，我看到一只无精打采的耷拉着耳朵的小狗，我突然感到非常悲伤，但我不知道为什么。"问题性反应是加工过程系统地激活并依次展开的机会。对这种问题反应的干预，包括体验到栩栩如生的激活，增强对情境反应的再体验过程，并且建立情境、思维和情绪反应之间的联系，最后获得这些反应的内隐的情境意义。可通过形成一种新的自我功能观，解决这种问题状态。

- 不明朗感受的意义，是指个体处于感受的表面，或者感觉混乱，并且不能从他或她的体验中获得清晰的意义。例如，我仅仅只是有这种感受，但是我不知道它是什么。某种不清晰的感受渴求聚焦（Gendlin，1996），即治疗师帮助来访者接近他们体验中蕴涵的内容，这需要来访者对体验的注意、好奇与探索以及意志力。通过持续地体验，把身体感受表达为词汇。通过身体感受的转换与创造新的意义，可解决这种问题状态。

- 冲突性分裂，是指个体自我的不同方面相互对立。这种问题状态常常表现为在自我成分中有一个方面是批评或强制的。例如，一位女士把自己判断为失败者，这个判断依据的是她姐姐的观点，于是她很快地变得绝望和挫败。但是，这位女士在面对这些批评时，非常愤怒，她说道："我感觉比她们优越，即使我失败了，并且我不如她们好。"像这样的自我批评式的分裂为双椅工作提供了机会。在这项工作中，需要为分裂的两个部分建立相互联系。探索每一个自我成分所蕴涵的思维、情感和需要，在真实的对话中，沟通双方，软化批评的力量。即通过融合自我的两个方面，解决这种自我分裂的冲突。

- 自我设阻，是指自我的一部分阻碍或约束情绪体验和表达。例如，我感到眼泪在眼睛里打转，但我拼命忍着，不让眼泪流出来，我哭不出来。通过双椅扮演对话，自我设阻的内容得到澄清。来访者逐渐意识到他们怎样自我阻碍，并用当前的方式行动。这种自我设阻的分裂状态，在生理层面上，表现为窒息或紧紧屏住气息不发出声音；这种感受的隐喻为处于牢笼之中；这种状态的言语指令为"闭嘴，保持平静，或你不能幸免，不要用情"。通过双椅扮演的对话，来访者能够体验到他们自己就是限制者，然后，他们对此作出反应，挑战自我阻碍的成分。表达先前被阻碍的体验，是解决这种状态的方法。

- 没有完结的任务，是指某种指向重要他人的没有解决的情感，萦绕徘徊，挥之不去。正如一位来访者在治疗的第一个环节中所描述的："我的父亲，他从来都没有关心过我。我也从来没有原谅他。"可以用空椅技术干预来访者没有完结的任务。运用空椅对话，激活来访者对重要他人的看法和感受，并探索这些情绪反应是什么，并从中获得意义。确认没有满足的需要是什么，改变对他人和自我的观念。理解他人的理由或原谅他人，是解决这种状态的方法。

- 脆弱，是指个体感到自己非常脆弱，深深地自卑与害羞，或极度地不安全。例如，"我完了，我感到自己一事无成，我看不到前方的任何希望"。对待来访者的脆弱，需要治疗师

的共情性确认。当某人对自我的某些方面感到强烈的羞愧或
不安全，这种体验凌驾于其他所有感受之上时，来访者需要
治疗师的共情性协调。治疗师不仅要捕捉到来访者感受的内
容，而且要确证来访者的生命活力这一方面，反射来访者体
验的时间节奏和音调。另外，治疗师必须验证来访者的体验，
并且使这些体验常规化。对自我体验的反射，会导致自我感
的增强。

除了这6个标记与干预任务，近期的研究增加了一些其他
的标记与干预，比如，创伤与叙事性复述，联盟破裂与修复，自
我羞辱与同情，情绪痛苦与自我安慰，混乱与空间清理（参见
Elliott，Watson，Goldman & Greenberg，2004；Greenberg，2002；
Greenberg & Watson，2006）。另外，一套新的叙事标记和干预
融合起来，用来处理情绪，并且叙事已经被具体化了（Angus &
Greenberg，待发表）。在某种程度上，这些自我探索标记包含同样
的旧故事的标记，以及个体所处困境的反复描述，对待这些标记，
最好增加对具体事件记忆的再次体验。对没有讲述的故事标记，要
通过共情性探索进入这个新凸现的故事。对一个全无情感、空洞的
故事标记，最好通过共情性的推测，丰富故事内隐的情感；对一个
破裂的故事标记，最好通过结果的无法预料，挑战个体对世界的绝
对控制，增强自我的内在一致性。

个案原理

　　情绪聚焦治疗，已经形成了一套情境敏感、加工过程定向的个案治疗公式，用这套公式可增强聚焦的形成，并对精简治疗有特别重要的意义（Greenberg & Goldman，2007）。个案治疗公式以加工过程诊断、形成聚焦、确认标记、形成治疗主题为依据，而不是以人或症状的诊断为依据。在情绪聚焦治疗方法中，对加工过程的诊断优先于对内容的诊断，对加工过程的诊断优先于对人的诊断。在加工过程定向的治疗方法中，个案公式是与时俱进的动态加工过程。这表现为治疗师不仅要对治疗环节中的情境与时机非常敏感，而且需要把每个个案作为一个具体的人来理解。在治疗中，治疗师主要关注来访者的加工过程，并确认核心的痛苦以及当前来访者情绪状态的标记，而不是对来访者个人持久的人格、个性动力机制或核心的人际关系模式形成一幅完整的图画。

　　个案公式有助于治疗聚焦点的形成，帮助治疗师确定适合来访者目标的治疗任务，因而，有助于确立建设性的工作同盟。在聚焦形成的过程中，治疗师依循来访者痛苦的指引，像痛苦体验的追踪器一样紧追不舍（Greenberg & Watson，2006），并时刻注意这多种多样、不同的、不断凸现的标记。来访者的痛苦和标记指导干预，甚至超过诊断或明确的个案公式对干预的指导。另外，区分初级情绪、衍生情绪与工具性情绪反应，也是个案公式的中心内容。

　　来访者当前感受到的体验，指明来访者的困境，指明困境的决定因素是否是当前可以确认的，是否对治疗干预敏感。由此，一个共同聚焦和内在一致的治疗主题逐渐发展出来，形成对当前体验的聚焦，进而探索该体验和事件的边界，而不是探索体验的模式或跨情境的行为。辨认并用语言清晰地表达潜在的问题性的认知—感情加工过程，以及生成符号化的体验，是来访者与治疗师之间联合努力的结果；并且，治疗师要一直密切注意来访者对持久的慢性痛苦的辨识。

下文的步骤，已经得到了检验，可用来指导临床实习医生开展个案咨询工作。

（1）辨认当前的问题。

（2）倾听并探索来访者对问题的叙事。

（3）观察和注意来访者加工情绪的风格。

（4）收集来访者依恋与认同的历史信息，以及当前的人际关系状态和需要的信息。

（5）辨认并对来访者的痛苦体验作出反应。

（6）辨认来访者问题的标记物，并建议用恰当的任务解决这些问题状态。

（7）聚焦凸现的主题性的人际间与人际内的加工过程与叙事。

（8）注意来访者时时刻刻的加工过程，指导干预任务的完成。

案例报告：用愤怒消除绝望

来访者的基本资料：女，39 岁，波兰血统的高加索人。在评估性会谈中，她痛哭流涕地报告自己情绪低落和抑郁。她报告自己在生命中的大部分时间都是抑郁的。但是，自去年起情况更加恶化，她不能工作；在生活模式上，也变得很糟糕，不愿出门，甚至不愿接电话、不回应敲门声。她和原生家庭成员的人际关系很糟，通常充满痛苦。她的妈妈是个店铺扒手，被判有罪入狱后，她以及她的兄弟和两个姐姐都没有再和母亲联系。她的父亲是一名集中营幸存者。父亲对家庭没有任何温情，在孩子们眼里，他是一名批评家和审判员。这位女士的童年记忆，充满了各种各样的打骂。他们的家庭经济状况也很糟糕，孩子们一旦长大，都纷纷离家。这位女士认为姐姐是家庭中最重要的人，常常以父母的角色来照料她，给予她比父母的给予还要多的感情关怀和支持。

在最初的几次会谈中，治疗师倾听来访者的叙述，并作出共情理解的反应，探索和推测来访者的反应，并和来访者沟通他对来访者的理解。来访者从解释她当前的问题，开始治疗。

来访者：我一直感到非常抑郁，我认为我生命的大部分时间都是这样的，但今年特别糟糕。我失去了几个亲密的人，他们在我的个人生活中一直帮我，即使过去我一直遭受抑郁的折磨，我还是能够感受到他们对我的关怀。我一直努力让自己恢复活力，但是今年我还是遭遇到最糟糕的状态。

她叙说了丈夫遭受焦虑的困扰已有9年，今年早些时候住院治疗，她姐姐建议她离婚。然而，她支持丈夫度过了最困难的时期，因而，她感觉与姐姐们的关系疏远了。

在治疗的第一次会谈中，她表达了自己对抑郁的看法。

来访者：我认为我大部分的抑郁，都以我的家庭动力系统为中心，我不能感觉到与家庭的亲密，甚至和我的哥哥、姐姐也是如此。他们都在非常年轻的时候结婚了，都有了孩子，他们的孩子也都已结婚生子。我像家庭的流浪者。我直到36岁才结婚，我在生活的道路上犹豫徘徊，尝试了很多不同的生活道路——你知道的，这里的不同是指完全的不一样——这样的生活是我的兄弟姐妹们所不曾经历的。

治疗师：你感到被排除在外。（共情性理解）

来访者：是的，他们都排斥我。

治疗师：这么说来，你不仅感到被排斥在外，而且被他们批评。（共情性探索）

来访者：是的，是的，我的大姐没有这么做，但是我感觉二姐是这样的。我的哥哥和我曾一度很亲密，然后我们不再心心相通了，我不理解这是为什么。我不知道，可能他对我这样一个抑郁的人感到厌倦了。你知道为什么吗？

治疗师：对你来说，如果他们不赞成，你会感觉很痛苦，但是，他们会一直说，你应该结婚，你应该……（共情性再聚焦）

来访者：找个地方安定下来。

治疗师：你感觉自己好像被他们像垃圾一样倒掉，这将让你感到非常难过。（共情性推测）

来访者：是抑郁。我有时会感到抑郁，但是，我不知道为什么。

通过第一次会谈的探索，治疗师对来访者的童年和成年生活有了全面理解。在这段生命历程中，她经常会体验到孤独、无人支持。她已经内化了父母的批评，并认为自己是个失败者。因为一直以来生活在身体和情感被虐待的环境中，她在情感上有非常强烈的不安全感和被抛弃感。用情绪加工风格的术语来说，治疗师观察到她能够聚焦自己的内部体验，特别是对治疗师的共情性反应作出反应时。正如她所报告的，来访者倾向于逃避痛苦和困难的感受。这显然可以证明她的情绪反应模式，已经进入到次级的无助和绝望的状态。她最初的感受是初级的悲伤或愤怒，并且不能体验到亲密感和被接纳感。这个反应模式第一次发生时，她描述了不再应付自己的原生家庭。

来访者：我姐姐打电话并给我留言"我希望在你生日时你能出来"。因为很多原因，这个留言让我一整天都忐忑不安，昨天，我哭了，很动情。我不愿意出去和姐姐吃晚饭，我想可能是我会和姐姐说些什么，但是她肯定会批评我。她一直以来都只会批评我，这次肯定也不例外。我姐姐拥有理想的生活，她总是看着我的生活。前几个月，她打电话给我，让我去和一个律师见面。自从我的丈夫出院后，好几个月我们都没有联系，姐姐很奇怪我为什么不和她一起去吃饭。

医生，您会怎么想我的感受呢？我的姐姐们一再地告诉我离开我的丈夫，因为他有心理疾病。医生，你认为我会这样做吗？

治疗师：因此，实际上，你对姐姐们感到厌恶。（共情性探索）

来访者：我非常厌恶。

治疗师：也就说，你很难面带笑容，装作高兴的样子参加姐姐们为你准备的生日晚宴，或者其他的什么。但是，从你的哭泣来看，这也意味着你和姐姐之间有些事情要结束了。（共情性探索）

来访者：这使我抑郁。是的，你说的对。

治疗师：姐姐对待你的方式几乎使你发疯。（共情性推测）

来访者：是的，我的确如此。

治疗师：这种状态使得你非常脆弱，姐姐会批评你或你的生活。（共情性推测）

来访者：我知道我太敏感。我是说，如果在过去，当我有时被激怒时，我会告诉姐姐，但是，现在，我不想和她争论。更恰当地说，我希望他们让我独自一人待着。这就是我的感受，我知道这样不好。圣诞节就快到了，我很担心。

在第一次会谈中，讨论了她的父母，她说道：

来访者：她（母亲）喜欢深更半夜做事，叫我起来，喊我的名字。我结婚后，我想我可能是受够了，我再不能忍受了，我就切断了和她所有的联系。我的父亲，怎么说呢，他不在。一如既往——我还没有工作一年，我的丈夫破产了，甚至我最好的朋友死了，他从来都没有打过一次电话。不光今年如此，年年如此。就是不在，他就是——不在——这里。

当来访者谈论她的父亲"就是不在这里"时，治疗师听出来访者的声音里流露出聚焦声音的特征（Rice & Kerr, 1986）。这意味着一种寻找，将注视点转移到她内在的体验，指导她有选择地反思她的孤独状态，即她当下内隐的状态。

治疗师：你感到如此孤独。实际上，没有任何人可以真实地在这里。（共情性推测）

对于这个反馈，来访者的最初反应是重新用外在的、朗读的声音说话，说自己的确有几个朋友。治疗师对此作出共情性反应："我知道你有朋友，但是，我还是深深地感觉到你的孤独和被抛弃感。"（共情性在聚焦于内在感受）此时，来访者开始哭泣。因此，探索现在转向于她内在的孤单、虚弱以及脆弱感受，她也进入到绝望之中。治疗师把这种状态作为以后关注的潜在的治疗聚焦点，并作了标记。然后，向来访者讲解在治疗中处理情绪的基本原理。

来访者：嗯，我想我应该做点什么，而不是只坐在这儿想我有多糟糕。

治疗师：你一直说你非常憎恨虚弱感。（共情性探索）

来访者：嗯，是的，浪费时间。

治疗师：但是，在某种意义上，你的情绪为你自身带来很重要的信息。（基本原理）

来访者：好，是的。我也是一直这样做的。

治疗师：如果是这样，那么，此时此刻你想……，或者说，当你哭泣时，你在为什么而哭泣呢？这意味着什么呢？你是感到孤独吗？那是你想表达的吗？……（共情探索）

来访者：我猜是那样，我仅仅——感到疲惫了。

治疗师：挣扎让你疲惫了。（共情性肯定）

来访者：是的，我厌倦了思考这些事情。你知道，有时候我心事重重，就像，噢，上帝啊，如果可能，我愿意停止思考。于是，很多时候，我喜欢睡觉，这样我就不用思考了。

治疗师：是的，你描述得很好。但是，好像不论你做什么，你的思考一直都在，萦绕在你的周围。

来访者：每时每刻都是如此。

治疗师：这看起来好像没有解决的情感总是存在，它们不时地回来。好像你背负着很多情绪垃圾。我们充分地讨论了你在家庭中生活的痛苦历史，这些痛苦好像搅拌器一样，常常会自动启动。我说的对吗？我想我们应该努力做些什么，或许能够让这些情感完结，然后，它们就消失了。（基本原理）

此时，治疗师为来访者解释了一些基本原理，即情绪能够提供信息、引导思考。另外，当治疗师倾听来访者时，他追随来访者痛苦情绪的指导，帮助来访者清晰地表达她持久的痛苦。当讨论她需要被支持并希望得到原生家庭的接纳时，她表达了强烈的情绪。原生家庭从来不会接纳她，她也不值得得到支持的想法，让她的情绪急剧增强，完全控制了她。

来访者：我总是反复多次地思考这些事情，直到我满意为止。我相信这些事情就是如此，是不能准备好的。或者，我不关心。我不想这些事情是能准备好的。……我不值得爱，我不如他们好，你知道，我的生活混乱不堪，而他们（兄弟姐妹）好像很好，你知道的，他们的生活看起来很容易。

来访者强烈的孤独感和无价值感被绝望的感受紧紧地包裹着。她不仅感到没有人爱自己，是个失败者；而且，她对此无计可施，不知道做些什么才能够改变这种状态。

当治疗师倾听来访者时，他尽可能地理解可能的标记，即指明治疗任务可以从哪里开始。在第一次会谈中，治疗师观察到了两个标记，第一个与没有解决的事务有关：感到被家庭成员恶劣地对待。第二个与自我批评的分离有关，她自我的一部分被标签为失败者，不值得被爱；而另外一部分自我渴望爱和接纳。因为这些标记出现在治疗早期，因此，治疗师对这些标记仅作了记录，而没有给予更多的处理。

来访者：我不认为我是一个坏蛋。我相信我是一个坏蛋，但是内心深处强烈地抗议，我不是一个坏蛋。我不值得拥有这些。我没有被强奸，没有谋杀，没有抢银行，也没有做什么疯狂的事情。没有什么原因让他们（家人）如此对待我。

治疗师：因此，在某种意义上，你更应该为你从来没有从他们那里获得什么而哀悼，因为你现在开始说："我值得获得更好的对待，我不是一个坏蛋，我的确感到非常悲伤，为我从来没有获得的，并且我值得拥有更多。"（反思没有完成的事务）。

来访者：是的，我想是这样的。是的。

治疗师：你为从来没有从家人那里获得你想要的而悲伤，为什么不是愤怒呢？你的内心一直渴求着，这种渴求的强烈程度如何？

在第三次会谈中，当来访者谈到自己可能会重返校园时，自我批评的标记再次出现。但是，围绕这个想法，她很快指出，姐姐们一定认为我还会失败，这个想法一出现，她很快地变得绝望。治疗师在此引入双椅对话，让来访者想象姐姐就坐在另外一张椅子中。尽管这次对话是在来访者与另外一个人之间展开的，而不是在来访者的自我各个成分之间展开的，依然被看作自我批评的投射。这是因为，来访者对姐姐的批评高度敏感，这表明来访者内化了批评，但是却投射或者归因于姐姐。姐姐的批评能够伤害到来访者，是因为激活了来访者内化的批评。她的自我在应对批评时，全面瓦解，生成次级的绝望感。

来访者：是的。没人帮我。我比他们差，我在他们那里没有一点自尊，好像我也不想再和他们有什么联络，你们赢了，这样可以了吧。我不如你好。你们赢了，就这样吧。好，让我一个人孤独地待着吧。

在第四次会谈中，来访者重新汇报了与父亲的关系。她描述自己从来没有从父亲那里获得任何赞扬和肯定。治疗师引入空椅对话，处理来访者与父亲之间没有完成的业债。

　　治疗师：你能够想象他（父亲）就在这儿吗（指着一张空椅子），告诉他，他都做了些什么，让你感觉自己是个坏蛋。（空椅对话开始）

　　来访者：你（父亲）毁了我，毁了我的生活。不完全是你的错。胡扯，你从来没有养育过我，没有帮助过我。你从来都没有做任何事情。你喂过我吗？你给我买过衣服吗？这就是我们的对话。

　　治疗师：告诉他，你这个恶魔，你会受到上帝的审判。（加工过程指导）

　　来访者：这太可怕了。小时候，你（父亲）总是让我觉得自己是个坏蛋，现在我不信你了。但是，小时候，我总是害怕自己会死，会下地狱，因为我是个坏蛋。

　　在这次会谈结束后，人际间和人际内的治疗主题逐渐澄清。它们清晰地蕴涵在来访者汇报的她痛苦的体验中。首先，来访者已经内化了原生家庭对自己作为一个失败者的自我批评。失败和无价值感最初被确认为来自她的姐姐，但其根源却是小时候与父母的关系，这一点在后期的治疗中更加清晰。来访者的自我批评、渴望赞扬和肯定，都蕴涵着她对爱的渴求，但一直以来，没有爱的光辉照耀她的生命。她学会怎样阻断，或逃避承认自己对爱的渴求。因为，她不想让自己脆弱和孤单。她学会了依赖自我，但是这样孤立无援的状态让她看不到希望，感觉不到支持，与他人疏离。在她小时候，父亲没有完成的业债，是让她对爱充满渴求的最重要的人际因素。在她的生活中，一直对父亲怀有无限的怨恨。但是，她学会了对父亲的暴虐习以为常，甚至不以为然（打耳光不算什么）。来访者还把这些情况内化为无价值感和不值得爱。解决来访者内部冲突的双椅对话以及解决来访者受重要他人的伤害，针对父亲的空椅对话，逐步把这些潜在的需要清晰地呈现出来。

接下来，通过情绪加工过程的任务，继续聚焦治疗中的主题问题。在第五次会谈中，又出现了自我批评对话，她把这些坏情绪与她听到的父母的批评联系起来。

来访者：（用父母批评的声音说话）好啊，你又犯错了，你这个坏蛋，你，你从来没有做过什么对的事情。我每次要你做什么事情，你总是不按照我的要求做，你的成绩从来都是一塌糊涂，你总是迟到。你知道，你就是——每件事情都做错。

治疗师：好的，现在，你到这个椅子上来吧。（体验自我的椅子）听到这些话肯定很受伤。

来访者：当我抑郁的时候，我相信他们说的，我全心全意地相信他们。我是个坏蛋，我总是犯错误，我是个失败者。失败者，这是一个重要的词，经常萦绕在我的生活中，我是一个完完全全的失败者。为什么我就不能有简单优雅的正常生活呢？失败者的感受一直伴随着我，不时地闯入我的意识中。

治疗师：告诉他（批评者），他让你感受到什么？

来访者：他让我感觉恐怖，让我感到悲伤，让我感觉没有爱，不能爱别人，你知道，他让我希望自己从来没有出生。

来访者对给他的批评者说了下面的话。

来访者：我知道我被人爱。我一直都知道，但是我以前从来都不相信。我现在开始相信我被人爱，就是他们（父母）不爱我又怎样？……我不再对他们不爱我感到愤怒了，我现在认为他们只是没有能力爱我，不仅仅是我，他们也没有能力爱我的姐姐们，无论如何，都不能说他们只爱姐姐，不爱我。他们从来没有爱过我们中的任何一个，也从来没有表现出父母应有的样子。

在这个时刻，挑战来访者没有人爱我的核心感受，及其支撑这个感受的不值得被人爱的信念。然后，批评的声音开始柔和，长期以来没有人爱自己的哀伤感涌上来，新的自我价值感也开始出现在来访者和批评者的对话里。

来访者：即使妈妈和爸爸不爱我，或没有表现出任何爱意，这并不意味着我不可爱，这仅仅是因为他们没有这种情感的能力。他们不知道怎样——现在他们依然不知道怎样爱我。

此时此刻，来访者没有再体验到强烈的绝望感，这种情感在前几次的会谈中一直占据主导状态。接下来，治疗师和来访者继续确认爱的需要使她对伤害和痛苦过度敏感的方式，以及她是怎样干扰爱的需要，导致她对疏离和孤独过度敏感。在第七次和第九次会谈中，来访者继续探索她体验中不同的两面：批评者试图通过控制和关闭需要来保护她，而自我体验想要得到爱与接纳。她用这两种声音继续对话，表达悲伤、愤怒、痛苦和伤害等多种感受，早期会谈中占据主导状态的绝望现在已完全不存在。希望被人爱与接纳的声音开始增强，批评者的声音开始对接纳和同情示弱。同时，她的感受开始变好，抑郁也比她首次会谈时减弱。

在治疗中，另外一个主题，是她与父亲的关系。父亲让她感受到受伤害，愤怒、无价值感以及不值得爱。在第三次会谈的关键对话中，她义正词严地对父亲讲述了自己的看法。

来访者：你从来不爱我，这伤害了我，你知道吗，我想你是知道的，但是……我生你的气，我渴望你能爱我，可你从来没有给我任何爱。

稍后，她又讲述了让她恐惧的父亲意象。

来访者：我是孤独的。我不知道也不理解我的父亲。我的父亲——我知道的全部，就是一位任何时间都冲我吼、打我。那就是全部……我不记得你告诉过你爱我，或者你关心我，或者你认为我在学校做得好，或者在其他方面做得好。我认识的所有的你，都是让我恐怖的。

治疗师：告诉他，你曾经多么害怕他打你。

来访者：是的，你羞辱我。我对你非常愤怒，因为你总是打我，你是这样的卑鄙残暴，我知道希特勒卑鄙残暴，因此，我称呼你是"希特勒"。

会谈的后半段,来访者描述了自己怎样阻断没人爱的痛苦感受。

来访者: 每次你打我时,我只能用开玩笑的方式解脱——开玩笑能帮我,是因为,如果我把这个事情看得太严肃,我会更抑郁,甚至动都不能动。因此,我学会了嘲笑一切,你知道,我尖酸刻薄、嘲讽一切,以及我那厌倦所有事情的眼神。

治疗师: 我猜,在你的笑声里,隐藏着很多的伤害和怨恨。

治疗师采用未完成事务对话,让来访者继续表达了她的愤怒。

来访者: 我恨你。我恨你。我从不怀疑对你的恨,我已经恨你很多年了。我只要一看到你在家里活动,我就愤怒,我在家里也感觉很差,但你总是像什么事情都没有发生一样。

在会谈的后半段,来访者表达了由于父亲无能爱自己所受到的痛苦和伤害:"我经常会一直想,你从来都不是一位父亲,你除了会拨通电话问我,你怎么搞的。这深深地伤害了我,你不爱我。我猜,你会知道我的感受,但是你从来不管不问。"

在会谈结束时,她认识到自己的需要是接纳:"如果在我小时候,给我一个温暖的拥抱,或者告诉我'很好',我想那才是正常的。"

通过进入来访者的自豪和愤怒,哀悼她的丧失,消除了来访者核心的羞愧(Greenberg,2002)。来访者由此开始转变她原有的信念——我的父亲无能爱我,是因为她不值得爱。在空椅对话中,来访者对父亲说了这些话。

来访者：我对你很生气，因为你从来都认为自己是个好父亲。你曾说，你从来都没有打过我们，这真是地球上最大的谎言。你让我们生活在水深火热的地狱之中，从没有表达任何感情。你在家里从来都不注意我们，除非让我们做家务或者其他事情。

治疗进行到这个环节，对她的愤怒和她的悲伤进行了加工处理，转换了她的羞愧。她开始采用更同情的和理解的立场看待父亲。在第十次会谈中，她在空椅对话时对父亲说。

来访者：我理解在你（父亲）的生命中，曾遭受过很多痛苦，因为这份痛苦以及你所经历的事情，你变得退缩、局促不安。或许，你害怕给予爱，用应该给予的方式，害怕和任何人太亲密，因为这意味着你可能会失去他们。你认为我能够理解这些，是的，我现在能够理解这些，然而，在我成长的过程中，我不能理解这些。

她能够继续采用父亲的理由解释他为什么让自己失望，伤害自己。与此同时，她允许同情感受的增强，并让这种情感成为理解父亲内在挣扎的新中心。

来访者：我知道的，你是一名集中营的幸存者，这段经历对你有真实的影响。你没有享受青春年少的豆蔻年华，而成为一名战争中的囚犯。这显然会给你以及你今后的生活带来持久深刻的影响。

生活在继续，你后来结婚了，啊哈，我确信开始的时候，你们度过一段愉快的时光，你知道，我有时候会想，妈妈和爸爸在某个时候肯定真正相爱，彼此关怀。但是，我想可能是因为妈妈酗酒，或者因为你对生活的愤怒，接下来你抛弃了你的孩子们。你处理事情的方式总是那样的冷酷无情，从不支持任何人，我想这也不是你想要的。我明白你不知道怎样做。我现在能够理解你，或者说，我现在可以试着感受你的痛苦，理解那些难言之痛，你做了你能够做到的最好的。

在会谈结束时，治疗师与来访者讨论了这段对话，来访者报告说："我感觉轻松了，愤怒从我心胸中搬走了。"她描述了自己是怎样接受父亲无法给予的状态。对父亲状态的接纳，使得来访者产生自豪感，以及因为自己克服了那些痛苦产生的高兴。来访者以羞愧为基础的核心适应不良信念——我不值得爱，发生了转变。信念转变也导致情绪意义上的变化，来访者能够包容父亲自身在生活中体验到的痛苦，理解是父亲的痛苦让他几乎不能以爱的方式对待自己和子女。对爱的需要不再激活来访者的绝望感，并且，她的自我价值感的强度增加，并得到确认。来访者能够告诉父亲，在她的生命中应该提供什么。沟通自己的需要，保护自己不受无谓情感的侵扰，以及与姐姐们保持亲密的能力都得到了增强。

使用这种治疗方法会遇到的障碍

有些人，比如严格限制自己情感的人，或高度自我控制或自我意识的人，在觉知自己的情感时，会比较困难，并且，投入地进行治疗性的角色扮演也很困难。另外，想迅速地解决他们的实际问题，或希望得到咨询建议的来访者，会对探索加工过程非常厌倦。这会造成同盟问题，即治疗目标和任务不容易达成一致。情绪聚焦治疗中的人际关系原则中，有一项原则是满足来访者，不论他们处于什么状态，都不强加给他们任何的事情。因此，一些理性思考较强的来访者，在引导他们充分加工情绪之前，往往更多地在理性水平，而不是情感水平上被满足。还有些来访者，他们会坚定地要求迅速地减轻症状。对这些来访者，在治疗的初期阶段，往往采用行为主义的治疗方法，提供应对策略。但是，情绪聚焦治疗的目标，是通过聚焦来访者潜在的痛苦情绪，达成深层次的改变。

另外，有些来访者非常脆弱，他们的情绪调节高度不良，并且常有自我伤害的行为。还有一些来访者，他们有非常复杂的创伤历史，在面对他们撕心裂肺的痛苦情感，如脆弱、羞愧、自我厌恶时，会感到无法承受。在真正进入这些强烈的痛苦情感之前，他们需要发展安全的感受，还需要增强他们的情绪调节能力。对这些来访者来说，情绪聚焦治疗可能不是最佳的开始时的治疗方法。

性别和文化怎样影响情绪聚焦治疗

性别和文化两个方面的因素都不会对处理情绪提供特殊的禁忌，但是，这两个方面的因素会使得在如何接近和加工情绪方面需要作出一些调整。大量的研究都表明，情绪心理现象不仅具有普遍的人类一致性，而且在情绪体验和表达上表现为性别和文化的多样性（Fischer，Rodriguez Mosquera，Van Vianen & Manstead，2004）。例如，男性通常比女性具有更强的攻击性（Buss，2003），女性比男性表现出更多的同情心。另外，无论积极情绪还是消极情绪，成年女性往往比成年男性都有较强的体验，比如，高兴和爱这两种情感，女性体验到的强度更高，也更频繁。但是，女性也更多地体验到尴尬、内疚、羞愧、悲伤、愤怒、恐惧和抑郁情绪；男性体验到自豪的频率和强度高于女性（Brody，Lovas & Hay，1995；Feingold，1994）。

文化影响性别差异，并且文化和性别差异两者都影响情绪表达的方式。情绪表达的差异，可以解释为男性和女性在社会中扮演不同的角色，这些社会角色各有不同的文化特征，再通过地位和权力表现出来。在不同的社会中，男性和女性具有不同的社会性以及多种多样的文化价值（Brody et al，1995）。强调社会秩序控制与和谐的文化，在某种程度上抑制情感，这种抑制与性别无关；而强调自主和平等价值的文化，对情感的抑制相对较轻（Matsumoto，Yoo & Nakagawa，2008）。与美国人相比，日本人的情感体验表现出一种普遍的倾向，即体验人际和谐性情感（如友好、内疚）比体验人际分裂情感（如自豪、愤怒）的强度高（Kitayama，Mesquita & Karasawa, 2006）。不仅如此，在表达规则方面也存在差异，日本允许人们表达主张权力的情感（如愤怒、轻蔑和厌恶）的规则显著地少于北美人，并且这类表达规则还会受到互动双方的亲密与社会距离的调整（Safdar et al, 2009）。知晓情绪心理体验的性别和文化差异，对处理千差万别的来访者的情绪体验是有帮助的。虽然如此，采用共情的方法，将帮助治疗师恰如其分地观察到来访者以文化和性别为基础的客观差异。

情绪聚焦治疗在多种心理障碍上的应用

这个章节，我们重点描述情绪聚焦治疗的一般理论，如何恰当地将其用于特定类型的心理障碍——比如感情性障碍，焦虑和抑郁，饮食障碍（成瘾障碍）。我们将考察这些不同类型的障碍及其所蕴涵的适应不良情绪图式，即缺乏情绪觉察、情绪调节困难在这些障碍中的具体表现。考虑到了焦虑与抑郁两类障碍的共病性，即这两种感情障碍的许多加工过程相互重叠。饮食与其他许多成瘾障碍通常也包含焦虑和抑郁。许多障碍都源于同样的心理基础——在心理加工过程中逃避感情，在感情调节上存在问题以及核心的适应不良情绪图式。

抑郁与焦虑

从辩证建构主义者的观点来看，抑郁与焦虑被看作自我组织加工过程中的情绪障碍。抑郁和焦虑明显地具有感情性基础。当这两种障碍发生时，病人对自我、世界和未来都持有消极的看法，并且行为退缩。这两种障碍发生，通常是个体对痛苦的核心适应不良情绪作出反应与逃避这些情绪两者共同作用的结果，这些适应不良情绪主要是恐惧、羞愧、孤单、被抛弃或愤怒。除此之外，个体在应对能够激活这些痛苦情绪的事件时，如果采用适应不良的方式，其结果也可以导致焦虑与抑郁的发生。

处于抑郁状态的个体，不会再把自我体验为强壮的、有活力的、高兴的，而是把自我体验为脆弱的、受伤的和应该受到指责的；并且，在应对挫折和生活中的失意时，常常表现出明显的自尊丧失。因为一些情绪图式记忆的激活，自我被组织为绝望的、无能的以及无价值的。这些情绪图式记忆主要是指一些重要的丧失、失败、卑贱或上当受骗（Greenberg & Watson，2006）。

与抑郁不同，当个体不确定他或她是否有能力控制某个威胁时，会发生焦虑。忧心忡忡的焦虑者，不会再体验到安全、确定和自信，他们会感到自己忐忑不安，柔弱无力，无法独自面对，并且，他们对情境作出反应时，往往有预期的焦虑、逃避和依赖。在这种状态下，因为被抛弃、忽略以及人际协调中失败等情绪图式记忆被激活，自我被组织为无助的、无能的、依赖的和不安全的。

压力事件会激活自我核心的适应不良情绪图式，导致抑郁的压力事件与丧失或失败有关，导致焦虑的压力事件与威胁或控制的丧失有关。自我在这两种状态下被组织为不正确的、无能力应对的，不安全的或应受到指责的。这种自我组织还会伴随与此有关的情绪记忆，主要包括绝望和无助的衍生情绪反应。适应不良的情绪图式以及由这些图式生成的自我组织被看作许多感情障碍的潜在问题。恐惧和羞愧是自我的重要适应不良情绪图式，处于感情障碍的核心。治疗的目标是恢复自我功能，通过接近和支持人格中存在的资源，使其能够转换抑郁或焦虑的自我组织。

治疗概览

对受伤自我感到强烈的耻辱和羞愧，并形成自我批评，是抑郁体验的核心成分。强烈的不安全感，即不能应对丧失或被抛弃，是人际依赖抑郁的核心内容（Blatt & Maroudas，1992）。焦虑与此不同，这种状态包括对未来的灾难性预期、保护性恐惧和基本的不安全感，形成焦虑障碍中适应不良感情的核心。对丧失产生的悲伤感受、侵犯产生的愤怒感受进行充分的加工，是焦虑和抑郁治疗中形成适应状态的核心成分。情绪聚焦治疗的聚焦点帮助来访者加工他们的情绪体验，从而帮助来访者评估他们对情境的初级适应情绪反应，比如在受到侵犯时，表达主张正义的愤怒；在丧失亲人时，表达悲伤。

在情绪聚焦治疗中治疗感情性障碍时，集中于这几个方面：

①评估核心的情绪体验和记忆，把这些体验和记忆带入意识觉察之中，用语言表达这些内容，反思它们；②塑造替代性的情绪反应，转换功能不良的情绪反应（用情绪转换情绪）。情绪聚焦治疗用于感情障碍患者是适当的，但是，这些患者的情绪干扰的程度不是非常严重，并且自我的完整性较好，能够在治疗性安全环境中评估和体验痛苦情绪。在本书中阐述的情绪聚焦治疗的对象，自我功能水平应比较充分，能够在医院之外的非治疗性环境中执行治疗实践任务。

焦虑案例

焦虑障碍，比如广泛性焦虑障碍，其情绪聚焦治疗的基本过程的第一步是焦虑—产生分离，这个加工过程与症状性的焦虑体验接近。小题大做的来访者占据一张椅子，焦虑情绪反应占据另外一张椅子。然而，为了促进改变的持久性，评估来访者核心的适应不良情绪图式是非常必要的。这些图式通常是不安全的，通常是基于被抛弃的恐惧，有时是不完美的羞愧。这些核心的图式通常可以通过未完成的心理事件来评估。处理愤怒和自我安慰两者都能够消除恐惧。下文将分析一例广泛性焦虑障碍情绪聚焦治疗的过程。

来访者，威妮弗蕾德（Winifred），23 岁，非裔美国人，有一个小孩，由其父母照看。她现在正在攻读商业本科学位，在暑假中期，选择了 24 次的短期咨询。她在社区诊所表现出"紧张和担心"问题（如，对学校、社会情境），并已经导致了生理症状。在第一次会谈时，她对自己作出如下评论："我太谨言慎行，总是担心有任何的闪失。"她把自己描述为一个"喜欢控制一切的人"，并喜欢"过度思考"。她把自己的焦虑描述为"任何事情都会让我担心，总是提心吊胆地以为未来会发生什么意外的事情。"……"我是说，所有的时间，好像一些重大的灾难都会发生一样，"……我喜欢对自己自言自语，"好，如果下雪，我的车子会搁浅"。因此，她会花费大量的时间制订详细的计划，防止任何可能的意外。威妮弗蕾德还报告说，这个问题已经困扰她很久了，好像一直以来都是如此，现在愈演愈烈。她的学业成绩，整体来说比较优秀，但是她担心自己的学习效率，实际上，她在时间使用上很糟糕。比如，她会在很多事情上都拖延。另外，因为她过度小心谨慎，焦虑已经伤害了人际关系。例如，她因为经常担心会失去朋友而说或做一些错误的事情："如果我冷落了那个女孩，会有什么事情发生呢？我会因此失去一个好朋友吗？"她的焦虑也已经影响到她的身体健康，她有时会发生眼睛抽搐，并且经常有胃肠道问题，比如胃痛、腹泻等。她在小学期间，被正式地诊断为学习障碍（阅读障碍）。在第一次会谈时，她显得非常焦虑和紧张，当时非常健谈，对治疗抱有热切的渴望，并与治疗师合作。这些表现，也明显地说明她的状态处于心理障碍的范畴。她能够清晰地描述自己的情绪状态和体验，虽然在会谈过程，有些情绪状态让她不舒服（比如悲伤、哭泣等）。因此，这个来访者的问题及其严重程度符合广泛性焦虑障碍的诊断。

在情绪聚焦治疗中，处理焦虑的目标是评估和重建潜在的适应不良情绪图式（Greenberg & Paivio，1997）。在与来访者的焦虑打交道的会谈中，首先必须判断来访者的焦虑是初级焦虑还是次级焦虑。初级适应不良焦虑包括以下核心感受：脆弱、不安全的自我，即基础性的不安全，这种不安全通常是由于自我感受到无能为力和缺乏支持造成的。从另外一个方面来看，次级焦虑包括不安全感，这涉及某种特殊的内在体验，即威胁过于强大，会完全消灭掉一个人。例如，为自己的愤怒或悲伤、灾难预期等而焦虑难耐。次级焦虑以未来定向的灾难预期或图像为标记特征，其典型的口头禅为："假如这样，将会怎样？"同时伴随着无助反应，如担心被拒绝，担心失败，或者担心自己一无是处（Greenberg & Paivion，1997）。威妮弗蕾德明显地表现出次级焦虑的特征。正如上文所描述的，她对未来有很多焦虑，比如可能的危险，她担心自己的学业失败，担心在人际关系遭到拒绝，并且认为，如果这样的情况发生，自己没有任何应对的能力。

在聚焦情绪治疗中，治疗焦虑的干预过程首先是"深化"来访者的觉察，即觉察到他们自己是怎样在给自己火上浇油，创造了自己的次级焦虑。在这个案例中，威妮弗蕾德正在自己吓自己。来访者在自己的焦虑状态逐步增强的加工过程中，其自身因素发挥重要的作用。广泛性焦虑障碍患者通常表现为较强的灾难预期。在实际的干预过程中，可通过双椅对话技术帮助来访者深化情绪觉察，即来访者扮演的"焦虑批评家"坐在一张椅子中，来访者自我坐在一张椅子中，担忧批评家表达对担忧的批评，来访者的自我对这些批评作出反应（这与"自我批评分离"相类似，只不过在这里一方正在自己吓自己，另外一方对这种恐吓作出批评）。这种对话过程的长度，通常由某个或多个核心适应不良图式决定，而焦虑仅仅是次级反应表现。

首先，来访者不得不思考他们潜在的焦虑可能是什么，在两次双椅对话会谈之后，这个问题逐渐明朗：威妮弗蕾德的焦虑伴随着失败的抑郁感受。她的绝望感凸现出来，当她的焦虑批评家告诉她，如果她在学业追求上，做得不够好，那么她将失败。例如，在第二次双椅对话中，她的批评家告诉她，她有许多事情需要做，并且她不能管理好这么多事情。她对这个批评家观点的反应是："我感到焦虑，好像这里从来没有希望可以完成一样……看不到任何希望的曙光。"在第六次会谈中，焦虑诱导的声音再次告诉她，如果她失败了，其他人会注意到这一点，他们会拒绝她，再也不愿意搭理她。接下来，她开始评估自己的危言耸听："这个声音是对的，我不够好，我感到非常绝望，好像我在这个世界上再也没有什么能做的。"

威妮弗蕾德过去有过几次失败体验，在小学被正式诊断为学习障碍之前，没有得到过任何帮助。另外，她的父亲没有对她作出具有支持意义的反应，常常把她的失败归因于她"不够非常努力"。通常，如果她拿回分数比较低的成绩单让父亲签字时，他通常会问，你尽了自己的最大努力吗？而实际上，来访者已经尽了最大努力，但还是失败了，由此，感到非常无助。正如这些细节信息凸现出来的，焦虑批评家的声音可以在双椅对话中更细致入微地描述出来。

例如，在第三次会谈中，她描述自己在有学习障碍的情况下，怎样秉承只要努力，就可以获得好成绩的想法。然而，如果她做得比较差，她感到不能告诉任何人，因为这种失败的状态将成为"永恒"。由此，她感受到绝望，因为"我无法改变"。

在第七次会谈中，她处理了拖延有关的冲突—分离，具体来说，她的一部分自我，认为她"应该"进入工作状态，更高效率地使用时间（"我能够效率高一点，我应该更多地练习"）。而另外一部分自我则要求周末和假期能够放松和休息（"明天做吧，太累了""我每个学期都很努力了，我应该把学习放下，好好享受一下"）。她的批评声音不断地告诉她，你在浪费时光，你应该更有效率，更努力才好。正如她的批评者详细阐述的理由："你没有一技之长，'仅仅'是随大流。"对话进行到这里，威妮弗蕾德退出了双椅对话，对治疗师解释道，成为注意的中心，让她很不舒服。她评论说，我非常厌恶从众人堆里被挑出来，这可能是（拖延）问题的原因之一吧，也可能是为什么一直以来我的减肥都很困难。她说，如果她是注意的中心，人们"会挑出你的瑕疵是什么"。治疗师此时提示她正处于聚光灯的光环之中，让她感到"害怕"。焦虑产生自我说道："人们正在看着你，他们正在挑你的缺点和错误，他们会嘲笑你身上的错误。"威妮弗蕾德接下来再次回到"自我椅子"中，她描述自己在众目睽睽之下，感到惊慌失措、忐忑不安，这种感受引出了内心深处的脆弱感："这种感受好像仅仅是脆弱不堪，好像我被大家撕成千万片碎片。"治疗师对她的感受给予了共情性反应之后，提示她坐到焦虑诱发椅子中，"成为自己的观众"。然后，威妮弗蕾德再次回到"自我椅子"中，治疗师询问威妮弗蕾德，"你缓缓地探出头来，成为注意中心时，我们正在说我们不喜欢你，你的内在会有什么样的感受呢？"来访者对这个询问，表现出明显的悲伤反应，然后是绝望感，她说："我希望你们喜欢我，但是没有任何可能了。"

　　治疗师在听威妮弗蕾德谈论自己这样那样的缺点和不足时，再次引导她进入分离的处理中，这次，她的批评家诱发出了羞愧感。在接下来的双椅对话中，她的批评家告诉她："你这个人有那么多错误，虽然说不上这些错误具体表现在什么地方。"批评家数落她把朋友们一个个都推走了，因为她给朋友们制定了那么多"规则"，这些规则的保护功能得到了确认。她评论道："我们曾经是好朋友，然后他们一点点地和我分开了，我感到很受伤害，感觉很糟糕。"这个环节，揭示她在朋友关系中有一些没有完成的情结。但是，在此时此刻，没有进一步讨论有关的细节。在第七次会谈的评估环节，威妮弗蕾德指出，这次会谈"精彩极了"，"非常有帮助"，并报告自己获得了"相当大的进步"。在治疗师询问，在这次会谈中，她发生了哪些显著的改变时，她写道："我认识到，我的拖延问题和我的焦虑都与我的失败恐惧以及体重问题有关。"

　　在治疗的中间阶段，进行了多次空椅对话，处理她和父亲之间没有完成的情结，帮助来访者加工她指向父亲的没有解决的情感，引导她核心的情感图式——不正确与被抛弃的恐惧。在这些对话中，有一次，她坐在"父亲椅子"中说道："你没有全力以赴，这不是你是否 8 小时都用在学习上的问题，因为你磨磨蹭蹭，真正做的东西实在少得可怜。"在回应自己努力但没有改观的学业成绩时，她说道："为什么如此烦恼不安，因为没有希望。"父亲批评她的另外一项重要内容是她的体重问题。在成长的过程中，来访者有些轻微超重，并且她的父亲关心她的健康问题，激励她参加运动，让身体苗条、健康。但是，父亲经常评价她的运动情况。例如，他会说，"你吃得太多了"；或指出，"你仅仅在跑步机上运动了 20 分钟"。

　　在这个未完成情结的对话中，来访者对父亲的批评给予了回应，对父亲表达了强烈的愤怒和悲伤："我感到我做的没有什么，已经足够多，也已经足够好（悲伤）"；"没有理由吗？你从来都不支持我、鼓励我（愤怒）"。在第八次会谈中，对话继续，来访者开始关注自己没有满足的需要（如，我需要你支持和肯定我的努力，尊重我的标准），并且对自己坚定而自信，不再持有父亲的说辞。威妮弗蕾德对第八次会谈的评价为："我认识到我不再悲伤和绝望，但是我更加烦恼和愤怒。我还认识到现在我终于明白了自己的问题是什么，并要解决这些问题。"在第十四次会谈结束时，威妮弗蕾德能够让自己需要父亲接纳和赞同的状态不再困扰自己了。当她能够调整自己对他人的期望时，她也更加的平和与"自由"。实际上，在第九次会谈时，她报告了强烈的幸福感。她描述自己感到更放松，不再提心吊胆，并且不再被父亲的声音烦扰。她还注意到自己对运动和学习的内在动机。这种认识一直持续到下个月的会谈中，由此，治疗终结阶段开始。治疗师和威妮弗蕾德讨论她加工过程的改变（为了让她明确和符号化加工过程），以及怎样处理可能的旧病复发。第十一次会谈是治疗第一阶段的最后一次会谈。

暑假结束后，威妮弗蕾德继续进行治疗的第二个阶段。在这个治疗阶段，她描述自己逐步感到更加自信，没有无关紧要的担忧，并且她和父亲的关系也更加融洽。然而，她指出，现在她对自己的身体意象越来越不满意，她希望对自己的身体感到更自信，这种自信与自己的胖瘦无关。她对身体意象的不满意归因于青春期发育时，她的父亲常常警告她"男孩子不喜欢胖女孩"。即使现在，她知道这个观点是不合理的，但是这个警告依然萦绕在她的头脑中。虽然在治疗的第一个阶段，已经触及她核心的适应不良情绪——羞愧是其焦虑的基础，但是这种适应不良情绪并没有被彻底地转换。羞愧明显是她糟糕的身体意象的基础，因此，在治疗的第二个阶段，羞愧成为治疗的聚焦点。羞愧的感受最初源自她父亲无效的评论，这种评论已经被威妮弗蕾德内化。因此，批评者的评论里包括"男孩子不喜欢胖女孩""你将失去朋友，成为孤家寡人"。另外，她在小学时期，与朋友之间没有完成的情结增强了这种羞愧感受，因为在小学时，朋友们让她感到作为他们的朋友，"她不够好"。"小学的朋友们"会说，你从来都不会像我们这么好，因为你是一个有缺点，又改变不了的家伙。因此，她对自己的孤独有次级的恐惧反应。在治疗的第二个阶段，解决她的羞愧感受是明显的治疗焦点，这个目标的达成可以通过激活自豪感受而实现。在情绪转换环节，没有通过双椅对话来处理她的自我，而是通过自我修复的双椅对话和日常练习，最终帮助威妮弗蕾德转换了核心的适应不良情绪——羞愧感。

在一次对话过程中，威妮弗蕾德自发地告诉整天提心吊胆的自我，她不需要为了避免孤独而成为自我之外的什么，因为她自身已经足够好。治疗师立即提示她，告诉心惊胆战的自己，她喜欢自己。她告诉这部分自我，自己慷慨大方、温柔可亲，并且有思想。她说自己的一言一行都足够好，她不需要因为什么其他的东西而过分地改变自我。也就是，威妮弗蕾德已经能够把这部分自我很好地融入自身。在另外一次会谈中，当她感受到强烈的恐惧激活时，在自我的椅子中，她开始"失去勇气"。她把这种状态描述为好像什么东西被"冻结"了。治疗师帮助威妮弗蕾德用言辞标识这些感受，并表达这部分自我的感受。她说，这是她深层的内在自我，这部分被冻结，害怕这部分自我被暴露或脆弱无力。这部分自我感受到羞愧，并且非常担心在大众面前展示，因为一旦暴露将可能受到深深的伤害。接下来，治疗师运用双椅对话技术，让她试着安慰冻结的、羞愧的自我。她再次坚信自己是"伟大的"———一个好人，有思想，有头脑，并且忠诚。羞愧的自我部分能够把这些信息融入其中，逐渐向大家展示。

在第二十次会谈中，她说道："现在羞愧的自我部分依然存在，但是已经不如以往让人烦扰。"她还报告说，她现在对自我的感觉比以前好多了。在接下来的会谈中，她说道；她觉察到她想要什么，并且能够坚定而自信地想方设法地实现这些需要。当询问她是否能够做到时，她说现在已经对自我更自信，并开始感到自己"值得"拥有这些她想要的（比如，得到别人的尊重）。威妮弗蕾德还评论到，她不再有任何的"绝望感"。她对治疗表达了充分的感谢，并认为双椅对话工作是她"在生命过程中做的最有帮助的事情"。

进食障碍

情绪，特别是抑郁情绪，在进食障碍的发生和发展过程中发挥着重要的影响。"情绪烦躁"一直以来都被认为是这些障碍的基础，感情问题会内隐地促发进食障碍的症状（Bruch，1973；C. Johnson & Larson，1982；Wilson & Vitousek，1999）。情绪聚焦的治疗师们知道，身体意象蔑视，或者对自己身体、体型、体貌或体态的厌恶，都是消极的情绪在身体上的置换。已经有相当多的研究表明，暴食症与情绪调节有关联（Bydlowski et al，2005；Kearney-Cooke & Striegel-Moore，1997；Treasure，Schmidt & Troop，2000）。

有暴食症的患者，像其他容易发生冲动控制问题和参与破坏性行为的患者一样，他们通常调节自己强烈情绪反应的能力受到损毁。他们过度敏感，高度激活的情绪反应系统，导致他们对控制强烈情绪激活的生理系统的反应有很脆弱的信念。这将导致，如果一位女士有暴食症状，那么将会对自己情绪反应表现出强烈的担忧和恐慌。一旦某种情绪反应开始发生，她将会非常急迫地让这种感受停止，表现出过度学习的、冲动的、适应不良的心情调节行为，比如尽情狂欢或销声匿迹。久而久之，尽情狂欢和销声匿迹的调节方式会损害她的自尊感和能力感，并感受到内疚或羞愧。这进而导致新一轮的尽情狂欢或销声匿迹，使得她能够以健康的方式应对情绪的信心进一步丧失。

采用进食障碍，要么是暴食，要么是厌食，来管理情感调节上的困难，可能会导致情绪调节不足或情绪调节过度。例如，神经性厌食症患者，在临床上的典型表现包括严格限制情感、情感枯竭和情感过度调节；暴食症患者表现出混乱的不加节制的感情功能，除了尽情狂欢或销声匿迹的情绪调节症状外，他们还可能表现出其他的冲动行为，比如商店偷窃、自伤或物质滥用。

进食障碍患者的感情调节功能与他们与众不同的情绪态度有关，这种态度往往渗透到他们情绪生活的方方面面（Dolhanty & Greenberg，2007，2009）。在他们看来，情感是不能忍受的，危险的，让人害怕的，因此他们必须让情感"完全消失"或避免产生情感，或使用这两种方法。进食障碍是实现这种调节目标的高效方式。这是因为，挨饿会让人麻木，大吃大喝会让人感到安慰，呕吐和排泄会让人感到释放。如果试图从这种非健康的调节方式中恢复，需要通过再次激活的方式，满足先前逃避的情感体验。如果企图逃避这些情感，则会导致旧病复发（Federicci，2005）。

考虑到进食障碍服务于逃避、麻木或安慰的感情调节功能，虽然这种调节方式是不健康的，情绪聚焦治疗对进食障碍的治疗，包括明确地注意来访者的感受，并使之积累到来访者可以充分体验，通过这些策略帮助来访者允许自己的情绪进入到加工层面，并

促进他们情绪调节能力的发展，从而接受、节制、安慰和转换情绪
（Dolhanty & Greenberg，2007）。对进食障碍的患者来说，他们会
重新体验到可以改善和改变他们进食障碍的希望，这种改变可以通
过确认和改变情绪图式、自我组织等方式实现，而不是仅仅让来访
者努力改变他们顽固的进食模式，因为对这些来访者来说，进食模
式是他们管理自己情绪压力的替代方式。

　　情绪聚焦治疗在用于进食障碍患者时，其最为突出的目标是帮
助来访者超越他们的衍生情绪，比如绝望或失望，因为这些衍生情
绪会掩蔽或防御衍生情绪。然后评估他们的核心适应不良情绪，比
如恐惧、被抛弃的悲伤以及羞愧等。适应不良情绪的转换阶段，是
增加新的适应情绪体验，帮助来访者改变他们功能不良的行为模式，
取代进食障碍这种不必要的应对方式。通过加工痛苦的、非常棘手
的适应不良情绪，可以实现这种改变，这些适应不良情绪包括羞愧、
狂怒、自我厌恶、被动、绝望、失落等，这些情绪都会日积月累地
销蚀自我。

　　情绪聚焦治疗师对来访者的情绪坚持友好的立场，这一点对进
食障碍的患者特别有吸引力。这种治疗方法直接面对来访者的恐惧
情绪，以及让他们害怕的其他困难情绪。治疗师会挑战来访者一贯
的逃避情绪的倾向，挑战他们根深蒂固的情绪是坏东西的信念。通
过温和，但又坚定地聚焦于当下的情绪体验，使得挑战成功。进食
障碍的患者常常努力减弱情绪，或者采用分心的策略转移注意点，
这两种策略通常只能导致他们所害怕的情绪进一步恶化。然而，体

验和加工情绪，会让这些来访者感受到，事实上他们能够体验，甚至忍受自己的情绪，而不必要通过暴饮暴食或者忍饥挨饿的方式放纵或麻痹自己。

在治疗过程中，除了持续地聚焦暴食障碍和厌食障碍患者的情绪觉察和体验之外，还要处理自我—批评的分离，从而及时、有效地减少来访者身体意象自我厌恶的恶性循环。进食障碍患者对身体意象的厌恶感通常是非常顽固的，而且抵制任何意义性加工过程。双椅对话技术对暴食症患者高度有效，对厌食症患者有特别的吸引力，因为厌食症患者已经觉察到他们自己内在的批评，他们把这种内在的批评称为"厌食的声音"，这种声音设置规则，要求服从，严厉地指责自我违背命令。追求绝对的苗条身段，看起来好像是患者感觉良好的唯一方式。被束缚在这个循环圈中的患者逐渐成为严厉的自我批评者，会因为胖而诋毁自我，但是却永远不能减肥成功，达到她们想要的理想体重。

双椅对话过程首先激活情绪加工过程，自我批评的情绪影响在对话过程中处于激活状态。把厌食批评者置于一张椅子中，使来访者在新的情绪激活的状态下听到自己内部的批评声音。分离的处理加工对快速地接近痛苦的感受，以及随之而来的更健康的自我坚持有惊人的效果。被激活的情绪加工过程可以很好地软化苛责的批评声音，并改变身体自我厌恶的对话。然后，关注内部自我批评的双椅对话必然地会转到处理未完成情结的空椅对话。通常来说，来访者大部分都非常不情愿谈论他们的父母，特别是他们的母亲，感觉好像是他们自己应该对进食障碍负责，而不是责备他人。

    一位年轻的女士有厌食症状，她受到父母非常多的娇宠。但是，她的核心适应不良情绪是害怕被抛弃，这种感受像迷宫一样导致严重的厌食症状。空椅对话揭示出她对母亲非常复杂的愤怒感，但是害怕这种感受的表达，并害怕因此失去母亲。这位年轻的女士通过空椅对话，逐渐地学会了如何说出她自己的自我干扰。这些自我干扰从本质上来看，主要表现为："不要听治疗师的，因为如果你康复了，你的妈妈将离开你。"在追溯厌食症状的起源时，来访者回忆到，在她 12 岁时，不经意间听到父母之间的争吵，这个争论让她坚信母亲会死亡或者离开。她确切地回忆出，从此以后，她开始做一些在她看来不会让母亲死亡或离开的事情。空椅对话还包括，让来访者表达她对父母的愤怒，因为他们的争吵影响了整个家庭以及她的健康。然后，来访者在对话中，逐步发现自己作为一个年轻人的能力，不需要完全依赖父母，有着自身的独立性。

总　结

    情绪聚焦治疗建立在对治疗过程进行充分研究的基础上，因此，逐步形成了多种经过循证检验的治疗技术。这些技术包括分辨多种情绪加工风格、情绪状态、问题标记物之间的差异的观察技能，还包括适合不同治疗阶段的治疗干预技能。另外，本章还讨论了情绪改变的原理、改变发生的阶段，并结合个案讨论了这些原理的具体应用程式，以及在治疗不同类型的心理障碍时如何使用这些原理和技能。第 5 章将评论围绕情绪聚焦治疗过程进行的实证研究。

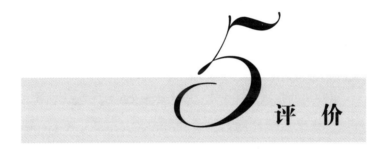

5 评价

CHAPTER FIVE

现在，已有大量的研究，证明了情绪聚焦治疗以及该疗法包含的多种成分的治疗效果。围绕情绪聚焦治疗改变过程设计的研究，其数量多于其他取向的治疗（Elliott，Greenberg，& Lietaer，2004）。在本章中，我将讨论这些研究的基础，并在这些研究的基础上评价情绪聚焦治疗。

循证治疗

大量随机的临床治疗个案，有个体案例，也有夫妻案例，都已表明情绪聚焦治疗的效果（Elliott，Greenberg & Lietaer，2004；S. M. Johnson， Hunsley，Greenberg & Schindler，1999）。在这些研究中，有 3 项研究证明，抑郁症的情绪聚焦治疗手册中，加工过程实证治疗方法（即在共情性人际关系背景中，采用特殊的情绪激活方法）对抑郁症的治疗高度有效（Goldman，Greenberg & Angus，2006；Greenberg & Watson，1998；Watson，Gordon，Stermac，Kalogerakos & Steckley，2003）。研究发现，情绪聚焦治疗与来访者为中心的共情性治疗有同样甚至更好的疗效；与认知—行为治疗的疗效相比，也是如此。虽然，以来访者为中心的治疗与认知—行为治疗对减弱抑郁情绪高度有效，但研究发现，聚焦情绪治疗在减少人际关系问题方面的疗效，优于这两种方法中任何一种；聚焦情绪治疗比以来访者为中心治疗促进症状发生更多的改变；并且，能够高度预防复发（77% 的来访者没有复发）（Ellison，Greenberg，Goldman & Angus，2009）。

在约克大学第一期抑郁研究项目中，我们比较了情绪聚焦治疗与以来访者为中心治疗的疗效差异，研究对象是 34 名主要表现出抑郁症状的成年人（Greenberg & Watson，1998）。以来访者为中心治疗强调建立和维持以来访者为中心的人际关系条件，并对来访者作出共情性反应，这两个方面也被情绪聚焦治疗作为核心成分。除此之外，情绪聚焦治疗在治疗中还增加了特殊任务。具体来说，这些特殊任务包括系统地激活来访者的深层情绪、聚焦、空椅对话和双椅对话。研究发现，不论是治疗结束时，还是治疗结束 6 个月后，这两种治疗方法对减弱来访者的抑郁症状都没有显著差异。但是，情绪聚焦治疗在治疗中期对抑郁症状，在治疗结束时对来访者所有的症状，比如自尊、人际关系问题等都有更好的疗效。这表明，在治疗过程适当的时间点上，增加特殊的具体任务，对抑郁的治疗有加速和改善治疗效果的作用。

在约克大学第二期抑郁研究项目中，我们复制了约克大学第一期抑郁研究的程序，比较情绪聚焦治疗与以来访者为中心治疗的疗效差异，研究对象是 34 名有抑郁症状的成年人（Goldman，Greenberg & Angus，2006）。在这项研究中，我们获得的效果量为 +0.74，支持情绪聚焦治疗。然后，我们合并了第一期和第二期研究中的研究对象，以提高两种治疗方法差异比较的区分度，特别是治疗结束后的疗效稳定性。统计结果表明，合并后的被试在治疗效果所有的统计指标上都有显著差异，这种差异在治疗结束 6 个月，以及治疗结束 18 个月之后都依然保持。这项研究进一步证明，在以来访者为中心治疗倡导的治疗性人际关系基础上增加情绪聚焦干预，能够促进和改善治疗效果。另外，也可能是最重要的，情绪聚焦治疗组在治疗结束 18 个月后，其表现明显地好于另外一组（Ellison et al，2009）。存活曲线表明，情绪聚焦治疗组的来访者在治疗结束后有 70% 的存活率（症状没有复发），而仅仅通过人际关系治疗的来访者，仅有 40% 的存活率。

沃森（Watson et al，2003）设计了一项随机研究，比较情绪聚焦治疗与以来访者为中心治疗对抑郁症的临床治疗效果。66 名来访者被随机分配到两种治疗中，治疗的疗程都是每周一次，共 16 次会谈。在抑郁状态的改变上，两组来访者没有表现出显著差异。两种治疗方法都能够改善来访者的抑郁状态，自尊，一般压力水平和功能不良态度。然而，采用情绪聚焦治疗的来访者，在治疗结束时，比采用以来访者为中心治疗的来访者，具有更强的自信心和较少的过度调节情绪。治疗结束时，两组来访者都显著地改善了情绪反思能力，以解决压力问题。

情绪创伤

情绪聚焦治疗采用空椅对话技术治疗来访者的情绪创伤，这项技术的发展来自于对空椅对话的程序性研究，重要他人的早期虐待使得来访者形成很多没有解决的人际问题，空椅对话对解决这些未完成的人际问题有效（Greenberg & Foerster，1996；Paivio & Greenberg，1995；Paivio，Hall，Holowaty，Jellis & Tran，2001）。在这些治疗中，来访者通过双椅对话技术，扮演与重要他人的对话，促进自我不同成分的对质（confrontations）。情绪聚焦治疗师认为，让创伤离去，宽恕重要他人是治愈情绪创伤的方式。有两项研究证明，这种治疗创伤的方式优于心理教育（Greenberg，Warwar & Malcolm，2008；Paivio & Greenberg，1995）。情绪聚焦创伤治疗（EFTT；Paivio & Pascual-Leone，2010）被用来治疗童年遭受虐待的成年幸存者，这种治疗方法认为，治疗性的人际关系与创伤记忆的情绪加工这两者既相互独立又有重叠，共同作用于治疗改变的过程。现已证明，这两者的综合使用，有较好的疗效（Paivio & Nieuwenhuis，2001）。在一项研究中，对来访者进行了 20 次情绪聚焦创伤治疗，来访者的多项症状获得了显著改善。而在另外一项研究中，采用了来访者延迟治疗的设计，在等待治疗的这段时间，他们只有很少的改善。但是，接受情绪聚焦创伤治疗后，比那些创伤后立即接受治疗的来访者表现出显著的改变。平均来看，这些治疗效果在治疗结束 9 个月之后依然保持（Paivio & Nieuwenhuis，2001；Paivio et al，2001）。

夫妻治疗

　　情绪聚焦夫妻治疗（Greenberg & Johnson，1988；Johnson，2004；Greenberg & Goldman，2008），能够帮助配偶双方确认和表达无意识状态下的依恋与身份认同方面的情绪。研究表明，这种治疗方法可提高夫妻双方的婚姻满意度（Johnson & Greenberg，1985；Johnson，Hunsley，Greenberg & Schindler，1999）。现在，这种有实证基础的婚姻治疗方法，已被确认为是解决人际关系压力最有效的方法（Alexander，Holtzworth-Munroe & Jameson，1994；Baucom，Shoham，Mueser，Daiuto & Stickle，1998；Johnson，Hunsley，Greenberg & Schindler，1999）。对 6 项研究进行的元分析表明，情绪聚焦治疗的效果量为 1.3，治愈比率为 70% ~ 73%（Johnson，Hunsley，Greenberg & Schindler，1999）。

　　最近进行的一项研究表明，用情绪聚焦治疗对夫妻关系进行干预，可有效地解决情绪创伤，这项研究并不在上文所述的元分析范围内（Greenberg，Warwar & Malcolm，2010）。按照报名顺序，对 20 对夫妻提供 10 ~ 12 次的治疗会谈，帮助他们解决没有解决的情绪，比如由背叛造成的愤怒和伤害、被抛弃或身份羞辱，这些情绪状态至少在两年内没有得到解决。接受治疗会谈的来访者，其表现显著地好于他们在等待期的表现，在所有的测量指标上都是如此。他们表现出一系列的显著改善，比如双方的满意度、相互信任、宽恕，以及自身症状的改善，指向对方的抱怨减少等。所有的测量指标，在治疗结束 3 个月后，依然保持在治疗结束时的状态，只有信任这个指标除外（因为受伤害的一方情况恶化）。在治疗结束时，有 11 对夫妻确认自己完全宽恕了配偶，有 6 对夫妻在宽恕方面取得了显著进步（与等待期相比），仅有 3 对夫妻在宽恕方面表现出微弱的改变。这些结果表明，情绪聚焦治疗方法可以有效地减轻婚姻压力，在较短的时间内促进宽恕。但是，为了促进持久的改变，还需要增加治疗会谈的次数。

改变的过程

除了用临床案例检验情绪聚焦治疗方法的有效性外，实证研究还关注了情绪在治疗性改变中的独立作用，现有研究已经证明，会谈过程中的情绪激活与治疗效果之间存在统计关联。研究表明，在治疗过程中，帮助来访者克服逃避情绪的行为和观念，聚焦灾难性的情绪并探索这些情绪，对治疗性改变的发生具有重要的作用，这与治疗的基本取向无关（Coombs, Coleman & Jones, 2002; Jones & Pulos, 1993）。

治疗过程—治疗效果的综述研究表明，治疗会谈中的情绪体验与治疗结果有很高的相关性，这些研究均采用体验量表（Klein, Mathieu, Gendlin & Kiesler, 1969）测量来访者在治疗会谈中的情绪体验。这种高相关，在多种治疗取向中都得到了证实，比如动力治疗、认知治疗、体验治疗等（Castonguay，Goldfried，Wiser，Raue & Hayes，1996；Goldman，Greenberg & Pos，2005；Orlinsky & Howard，1986，Silberschatz，Fretter & Curtis，1986）。这些研究结果表明，在治疗过程中，加工个体的身体感受性体验，并深入地探索这些感受，是心理治疗改变中的核心成分，无论治疗取向是什么。

从行为治疗的观点来看，情绪加工过程的处方为：唤醒并习惯化烦扰刺激，在新刺激上暴露这种情绪。换而言之，在新信息情境下，体验旧的烦扰感受，逐步累积新的刺激情境的强度。从体验治疗的观点来看，情绪加工过程的处方为：接近、激活、接纳和容忍情绪体验是情绪改变的必要条件，但并不是充分条件。优化情绪加工过程，有两个方面的途径：一是情绪体验序列过程的进步；二是认知与感情的融合（Greenberg，2002；Greenberg & Pascual-Leone，1995）。一旦来访者与情绪体验建立联系，他们必须处理情绪的序列，从适应不良的衍生情绪到适应情绪，在这个处理过程中，来访者还必须是认知定向的，把体验作为信息，探索它、反思它，并从这些情绪信息中获得意义。聚焦于需要的确认，并获得意义，最终帮助来访者确认和评估适应性内部情绪资源，这将有助于转换来访者已经建立联系的适应不良的情绪。

治疗过程中的体验深度、情绪唤醒和生成新的情绪体验

针对抑郁治疗进行的过程—治疗结果的研究支持情绪聚焦治疗的基本假设，即关注情绪并获得情绪的意义在治疗中有着重要的作用。研究结果表明，如果在治疗中期来访者具有高水平的情绪唤醒，并在意识层面反思这些激活的情绪（Warwar & Greenberg， 2000），并在治疗后期获得对这些情绪的深度加工（Pos，Greenberg，Goldman & Korman，2003），那么，这两方面的情绪治疗工作能够预测治疗的良好效果。高强度的情绪激活与深刻的情绪反思，两者的共同作用可预测某一个案是有好的治疗效果，还是收效甚微。这一结果显示了情绪激活与意义建构两种情绪工作联合的重要意义（Missirlian，Toukmanian，Warwar & Greenberg，2005；Warwar，2005）。因此，情绪聚焦治疗发挥治疗效力的途径是改善来访者的情绪加工过程，这包括帮助来访者通过体验、接纳他们的情绪，从而创造出这些体验的意义。

约克大学研究项目的结果表明，在治疗进程的中后期，围绕核心主题深化体验可以显著地预测压力症状的减弱与自尊的提高，分别能够解释总变异的 8% 和 16%，其解释率高于来访者的早期体验的强度和治疗同盟的质量这两个因素的解释力。这表明，深化体验超出了治疗本身，是一种特殊的改变过程，通过情绪聚焦的方式进行的心理治疗成为减轻抑郁症状的整体治疗性成分之一。另外，亚当斯和格林伯格（Adams & Greenberg，1996）建立了一个治疗效果的路径分析图，表明治疗师聚焦体验的深度影响来访者体验的深度，来访者体验的深度又影响治疗效果。铂斯等（Pos et al，2003）在此基础上所作的后续研究表明，来访者在治疗进程早期情绪体验的强度对治疗效果的作用力，受到治疗进程后期情绪加工过程质量的调节。铂斯、格林伯格和沃奥（Pos，Greenberg & Warwar，2009）运用路径分析发现，处理来访者的情绪加工所处的阶段可以最直接地预测他们的抑郁症状与广泛性症状的减轻程度，还可以最直接地预测他们自尊增强的程度。另外，治疗同盟能够显著地促进情绪加工过程，并间接地预测治疗效果。超出研究者预期的一项结果为，治疗开始时的同盟（第一次会谈后测量）能够直接地预测所有的治疗效果。总之，情绪聚焦治疗提出的促进来访者改变理论，即通过干预他们的情绪心理加工过程，会导致多种症状发生切实的改变。虽然这个基本理论得到实证研究的支持，但是，现有结果也表明，来访者在治疗开始时的情绪加工的状态有可能限制他们在治疗中取得成功。

在另外一种类型的研究中，沃奥（Warar，2003）依据录音资料，考察了在治疗进程的早期、中期和晚期3个阶段来访者情绪激活的强度。情绪激活的测量采用来访者情绪激活问卷Ⅲ（the Client Emotional Arousal Scale Ⅲ，Warwar & Greenberg，1999）。在这项研究中，如果来访者在治疗中期情绪激活的强度越高，那么，在治疗结束时，所获得的症状改变越多。另外，不仅来访者在治疗进程中的情绪激活强度可以预测治疗效果，而且来访者运用他们内在体验获得意义和解决问题的能力，也可以预测治疗效果。特别是在治疗进程的后期阶段，这种能力对治疗效果变异总量的解释率高于治疗中期的解释率。因此，这项研究表明，激活情绪与体验情绪两种情绪加工过程的联合能更好地预测治疗效果，其预测的准确性高于单独使用某一个指标。

普热普克（Perepeluk，2003）采用来访者在会谈中自我报告的情绪体验的强度作为研究指标，发现来访者在会谈中报告的情绪体验强度，与治疗改变没有正相关。因此，这项研究区分了来访者自我报告的情绪强度与通过音像资料观察到来访者实际表达的情绪强度的差异。例如，某个来访者报告了她在会谈中体验到很强烈的痛苦情绪，然而，从音像资料的分析来看，观察者判断她表达的情绪强度非常低。

凯瑞和格林伯格（Carryer & Greenberg，2010）研究了情绪激活的频率，发现中等频率的高强度激活能够显著地增加治疗同盟所预测的治疗效果的变异量。在这项研究之前，我们的研究一直着重于发现治疗过程与治疗结果之间的直线关系。然而，这项研究表明，中等频率、25%的高强度的情绪激活对结果的预测最准确。偏差指向低频率的情绪激活，表明缺乏情绪卷入，与收效甚微的治疗效果有关；然而，偏差也指向高频率的情绪激活，表明过分地沉浸于情绪之中，也不能够获得较好的治疗效果。这些结果综合起来，表明让来访者获得强烈和充分的情绪表达可以预测好的治疗效果，但是，来访者不能停留在这种强烈的情绪状态之中过长或过于频繁。除此之外，如果在治疗中，来访者的情绪激活强度仅仅达到最小的强度，或者临界激活的边缘，那么这种激活频率，则可预测收效甚微的治疗效果。这说明，渴望表达，但是不能充分地表现出来，可能意味着情绪激活的干扰，或无能力充分地表现情绪，都会对治疗造成消极影响。

还有一项研究，区分了建设性激活与非建设性激活的差异。这项研究考察了 4 个治疗效果良好和 4 个治疗效果很差个案的情绪激活强度。格林伯格、奥斯嗒和赫曼（Greenberg，Auszra & Herrmann，2007）发现，从整体上来看，表达高强度情绪的频率与治疗效果之间没有统计上显著的相关性，但是，高激活情绪表达的建设性是治疗效果非常好的预测因素。情绪表达的建设性采用上述研究工具的修订版（Auszra，Greenberg & Herrmann，2007），采用约克大学抑郁研究项目中的 74 名来访者测量了该问卷的预测效度。情绪表达的建设性被定义为个体充分地觉察到当下激活的情绪，这个描述性定义被操作化为 6 项特征：注意象征（attending symbolization）、表达和感受一致（congruence）、接纳表达与感受（acceptance）、实现渴望（agency）、调节情绪的适应性（regulation）和分辨情绪的意义（differentiation）。研究发现，从治疗过程开始到治疗结束，情绪的建设性会增加。情绪建设性所处的治疗阶段，可以预测 66% 的治疗效果。这个预测值高于上文变量的预测值，这些变量包括治疗开始阶段的情绪建设性、第四次会谈形成的工作同盟、治疗阶段的高激活水平的情绪表达。这些结果表明，到目前为止，情绪的建设性加工过程是我们研究的治疗结果的全部预测变量中，预测力最高的变量。

除了上文引用的情绪激活水平与体验的研究外，格林伯格和彼得森（Greenberg & Pedersen，2001）发现，在会谈期间解决的两个核心情绪聚焦治疗任务，可以预测治疗结束时的治疗效果以及治疗结束 18 个月后复发的可能性。这两个核心的情绪聚焦治疗任务：一个是解决分离，一个是没有完成的情结；可以促进来访者核心情绪图式记忆的重建和新的情绪反应的生成。这些结果支持该治疗方法提出的基本假设，即通过治疗产生深层次的情绪加工和情绪图式重建，导致更为持久的改变。

在情绪聚焦创伤治疗（EFTT）研究中，研究者发现，来访者在创伤治疗的早期，如果有完备的加工能力，这对治疗效果有特别重要的意义，因为好的加工能力使得治疗踏入正确的进程，并允许来访者和治疗师把大量的时间用来探索和加工与创伤记忆有关的情绪（Paivio et al，2001）。这项研究结果对实践应用的启发为，在治疗的早期阶段，帮助来访者充满感情地回忆痛苦记忆是非常重要的。在想象暴露的情况下，激活情绪是改变机制中的一项。综上所述，这些研究结果表明，有一系列因素会影响来访者加工创伤情绪的程度。第一个影响因素为创伤症状的严重性，这个因素会限制情绪激活和加工因素的效力；第二个因素是来访者在早期想象暴露任务中的情感投入程度；第三个因素为在治疗进程中暴露任务的重复次数。这些因素通过相继累积，共同影响治疗效果的功能发挥（Paivio et al，2001）。

在另外一项情绪聚焦创伤治疗研究中，研究者发现，治疗师促进想象性服从的能力（如引导空椅对话的能力），可以预测来访者具有较好的加工能力。另外，童年遭受虐待的成年幸存者，通过投入的空椅对话，会体验到人际问题的减弱，并且这个治疗效果独立于治疗同盟（Paivio，Holowaty & Hall，2004）。这些研究结果与情绪聚焦治疗的抑郁症研究得出的结果相一致，即除了治疗同盟之外，情绪体验的深度水平对治疗效果有曲线效应。有两项设立比较组的研究，还探讨了情绪加工过程对解决情绪伤害和人际困难的作用。与想象中的重要他人建立联系从而激活情绪是一种加工过程因素，正是这个因素，使得情绪聚焦治疗区别于心理教育治疗，并且这个因素与治疗效果相关（Greenberg & Malcolm，2002；Greenberg，Warwar & Malcolm，2008；Paivio & Greenberg，1995）。

围绕夫妻治疗进行的有关研究，也支持在安全满意的人际关系中觉察和表达情绪对治疗改变的作用。如果在治疗过程中，夫妻双方表现出高水平的情绪体验，这个因素如果再附加上夫妻之间相互指责的弱化，即这两个因素的相互作用，使得夫妻双方形成更亲密的联系，并取得更满意的咨询效果。而在治疗过程中，如果仅仅表现出较低水平的情绪体验，则没有上述结果（Greenberg，Ford，Alden & Johnson，1993；Johnson & Greenberg，1998；Makinen & Johnson，2006）。还有一个相似的研究结果，即表达潜在的情绪，可以促进家庭冲突的解决（Diamond & Liddle，1996）。在情绪聚焦夫妻治疗的安全人际环境中，揭示潜在的脆弱情感，也与一次会谈以及最终的治疗结果相关。在另外一项研究中，米克纳和格林伯格（Mickinnon & Greenberg, 2002）发现，接受会谈的夫妻明确地评定每次会谈揭示的潜在的脆弱情感，比对每次会谈只做整体评定的控制组，在每次会谈的治疗效果上有显著性的增加。另外，接受会谈的夫妻双方，如果一方在会谈过程中，其潜在的情感得到了揭示，那么，在问题解决和理解上的测量分数，其将显著地高于没有表现情感的一方。这些结果说明，揭示和表达潜在脆弱情感与显著地改善关系满意度相关联。

过程—结果研究的结论

来自心理治疗研究的证据表明，特定类型的治疗任务促进情绪觉察和激活，如果能够在支持性的人际情境中表达这些情绪，同时对这些情绪体验进行适当的认知加工，这几个方面的有机融合，对治疗性改变有着非常重要的作用。大量的临床研究，已经证明了这种治疗方略对多种人群和不同的心理障碍有良好的治疗效果。从理论的角度来说，情绪具有两面性，既可能是适应性的，也可能是适应不良的。因此，在治疗过程中，情绪有双重意义，有时候需要被评估和确认，并用来指导来访者的行动和需要；但有时，情绪又需要被调节和节制，成为治疗的对象。研究表明，治疗过程中对情绪的认知加工也有双重效果，一方面有助于发现和创造情绪的意义，另一方面有助于调节适应不良的情绪。

临床研究也没有发现激活情绪或唤起情绪表达的普遍有效的

法则。虽然情绪激活和表达大多数时候对来访者是有帮助的，但在治疗和生活中并不一定总是如此（Greenberg，Korman & Paivio，2001）。情绪激活和表达的良好效益依赖于以下因素的联合作用：第一个因素，来访者的情绪是过度调节还是调节不足。第二个因素，来访者的情绪是烦扰的标志还是处理烦扰的反应（Greenberg，2002；Kennedy-Moore & Watson，1999）。第三个因素，表达的情绪是什么，针对什么问题，谁对谁表达了该情绪，怎样表达的，在什么样的情境下表达的，表达之后他人的情绪反应是什么，以及从这种情绪表达中创造了什么意义（Greenberg，2002；Whelton，2004）。同时，不仅仅是激活，而且激活情绪的认知加工方式也是最重要的预测治疗效果的因素。如果来访者全神贯注地觉察他们的情绪，将比那些不能充分觉察自己情绪的来访者，获得更好的治疗进展。这些研究证据表明，情绪加工过程受到激活程度的调节，这意味着，如果想获得有效的情绪加工，那么，必须激活让来访者烦扰的感情体验，并切身地体验到这种激活状态。体验的激活是治疗进展以及治疗性转变发生的必要条件，但不是充分条件。

情绪改变过程的研究

解决广泛性烦扰，产生矫正性情绪体验，涉及一系列的情绪加工，下面将从任务分析的角度描述这些情绪加工步骤。从广泛性烦扰的起点开始,通过恐惧、羞愧和攻击性愤怒到达消极的自我评价,然后接近情绪与需要的联结枢纽这个关键环节。接下来是烦扰的解决步骤,通过主张正义的愤怒、自我安慰、修复伤害、充分哀伤等,产生矫正性的情绪体验(A. Pascual-Leone & Greenberg,2007)。我们还研发了一个确认这些成分的模型——感情—意义状态的分类系统(Classification of Affective-Meaning States, A. Pascual-Leone & Greenberg,2007)。在这个模型中,广泛性的烦扰状态被确认为没有加工的情绪,其处于高激活、低意义状态。我们通过34名来访者的样本,检测了这个模型的信度和效度。结果表明,这个情绪加工过程模型可以预测每次治疗会谈的治疗效果,并且能够区分这个模型所构思的按照序列出现的时时转化的情绪状态。

对这个模型起调节作用的因素是表征个人评估和再评估的水平,这个因素被证明是区分每次治疗会谈是取得好结果还是差结果的关键点。我们还发现,事实上,对已经解决的和没有解决的广泛性烦扰状态来说,消极自我评估以及恐惧或羞愧体验的数量基本上是相同的。虽然如此,但是,一个让心灵触动的自我评估声明还是表征了某种需要,如渴望价值、爱、安全或活力等,这些需要可以预测每次治疗会谈的效果。

这个研究结果与情绪聚焦治疗理论构思的改变步骤相一致(Greenberg & Paivio),并支持情绪聚焦治疗一贯主张的基本观念,即表达"心灵深处的需要"是深化情绪体验的关键,这些让心灵触动的需要通常与依恋、自我效能、个人能力或生存等有关

（Greenberg，2002；Greenberg & Paivio，1997；Greenberg，Rice & Elliott，1993）。帕斯夸尔-雷昂（Pascual-Leone，2009）进一步研究了这个模型，探讨情绪改变的动力过程是怎样一点点累积的，产生治疗会谈的治疗效果。这个研究表明，有效的情绪加工与稳健的治疗进步相关联，依循治疗步骤，依次推进治疗。但是，这个进展过程，具有"进两步，退一步"的特点。生活事件的解决也会逐渐地减少"退一步"过程中的情绪倒塌，然而，如果不是这样，则会产生很差的治疗效果。

对特殊治疗任务的研究

我们除了对前面章节讨论的一般治疗加工过程进行了大量研究，还研究了情绪聚焦治疗的关键治疗任务，每一种治疗任务都具有特定的来访者所处状态的标志（标签），治疗师的行动序列，来访者在会谈过程中微观的心理加工过程，以及成功解决问题的定义（Greenberg，Rice & Elliott，1993）。下面是这些研究的综述。

解决分裂冲突的双椅对话

通过深入分析来访者在双椅对话中的改变，我们找到了在双椅对话中解决分裂冲突的最本质的成分（Greenberg，1979，1980）。格林伯格和韦伯斯特（Greenberg & Webster，1982）证明，双椅对话中，若批评者的严厉指责趋向软化和柔和，可以预测冲突的解决。麦基（Mackay，1996）为格林伯格1983年提出双椅工作的三阶段模型提供了进一步的实证支持，这三个阶段分别为冲突阶段（对立面的存在）、联结阶段（对立面软化并相互理解）和融合阶段（对立两面协商达成相互的满意状态）。斯考利和霍伯格（Sicoli & Hallberg，1998）考察了首次进行咨询的来访者运用格式塔双椅对话技术的效益。这项研究发现，在对话过程中，来访者如果让自己的"愿望和需要"在场，那么在会谈过程中，其批评者软化的程度显著地高于那些没有呈现自己愿望和需要的来访者。不仅如此，谢尔顿和格林伯格（Whelton & Greenberg，2005）发现，如果来访者对批评者的指责表现出高度的着辱感和较低的心理弹性，这种反应倾向与来访者的抑郁症状相关联。

解决未完成情结的空椅对话

有两项初步的研究表明，空椅对话比共情在解决未完成的情结上有更好的效果，这种效果不仅表现在治疗会谈中的加工过程上，而且表现在治疗会谈结束时的治疗效果上（Greenberg & Foerster，1996）。帕维奥和格林伯格（Paivio & Greenberg，1995）建立了研究对照组，在这项研究中发现，如果在治疗中使用空椅干预任务，比使用心理教育干预任务，能够更有效地减弱心理症状和人际烦扰，减少对目标对象的抱怨，获得未完成情结的解决，这些差异具有统计显著意义。博伊特勒等（Beutler et al，1991）证明，如果在空椅对话中，那些被愤怒过度控制的来访者，能够表达他们的情感，那么，将可以更加有效地处理他们的痛苦和抑郁。

对空椅对话中来访者改变过程的深入分析，我们提出了影响未完成情结解决的本质成分模型（Greenberg，1991；Greenberg & Foerster，1996），这个模型具体化了一些影响情结解决的关键成分（Greenberg，Rice & Elliott，1993）。在未完成情结的解决过程中，来访者通过表达指责、埋怨和受到的伤害，实现未解决情绪的激活和表达，最终接近先前没有实现的人际需要。在更为成功的对话中，来访者还会改变对他人的观念，并以一种新的方式与他人互动。未完成情结解决的标志，是来访者最终采用更积极的自我—肯定立场，理解甚至宽恕想象中的他人，或者能够认同他人的理由。

格林伯格和斯特（Greenberg & Foerster，1996）发现，在空椅对话中，有 4 项关键的绩效成分——情感的强烈表达，需要的表达，改变对他人的表征，自我效能感或理解他人。这 4 项关键成分，可以区分未完成情结是已经解决还是没有解决。麦门（McMain，1996）发现，自我表征的改变，可以预测成功的治疗效果。具体来说，自主性增加、自我肯定性提高，对自我与他人关系的积极反应增强，这 3 项要素的每一项，都可以预测治疗结束时以及治疗结束 4 个月之后的治疗效果。这项研究还发现，对自我需要的肯定，比以新的观念看待他人，能够更好地预测治疗效果。这主要是因为，童年遭受虐待的人们，其创伤的愈合可以在没有改变对他人看法的情况下发生（McMain，1996；McMain，Goldman & Greenberg，1996）。

使用同样的研究对象，帕维奥和巴尔（Paivio & Bahr，1998）发现，在治疗开始时表现出来的人际问题可以预测治疗同盟的状况。

格林伯格和马尔科姆（Greenberg & Malcolm，2002）证明，来访者如果解决了他们与重要他人之间未完成的情结，那么他们的症状也会发生一致性的改善，比如抑郁症状、人际问题、自我增强、改变抱怨的对象等。这个研究结果表明未完成情结的解决成分捕获了重要的临床加工过程，使得来访者获得较好的治疗效果。另外，有相当多的来访者没有解决他们的未完成情结，虽然他们也表达了强烈的情绪。除此之外，未完成情结获得解决的绝大多数来访者体验到人际需要的转化，以及对他人观念的转变；而未完成情结没有解决的来访者没有人体验到对重要他人的观念变化。这些结果表明，在空椅对话中激活情绪具有重要意义，同时表明来访者确认和表达先前没有满足的人际需要，并由此体验到对重要他人观念的改变。这些因素的共同作用，使得这些来访者发生非常重要的治疗改变，而那些不能够真正进入这些改变过程的来访者则不会发生明显的治疗改变。

最后，在一项关于儿童虐待的研究中，帕维奥、霍尔、豪威、吉利斯和特然（Paivio，Hall，Holoway，Jellis & Tran，2001）发现，在空椅对话构造出的想象性面对过程中，高参与者与低参与者的治疗效果有显著性差异。高参与者通常成功解决了儿童期遭遇到的虐待和忽略，并且减少了对当下与这些痛苦相关对象的抱怨。这项研究与先前的研究，共同证明了来访者在空椅对话中，如果切实地参与到没有满足需要的表达中，一般可以预测他们在治疗中会获得较好的治疗效果，能够成功解决与重要他人之间没有完成的情结。

激活隐藏问题的反应

沃森和伦尼（Watson & Rennie，1994）使用录像设备记录了来访者在治疗过程中探索问题反应时报告的主观体验，发现来访者交替表现出两种基本的活动：用符号表征自己体验和反思自我探索的结果。另外，沃森（1996）发现，解决问题的阶段，与没有解决的阶段相比，表现出高水平的反思特征。如果来访者描述问题情境，然后立即澄清在这种问题情境中的情绪反应，那么，则标志着来访者进入解决阶段。在解决问题的阶段，来访者还会在生动地描述问题情境后，立即报告心境方面的改变。这两项研究的结果表明，对问题情境的生动描述能够促进来访者隐藏反应的激活，自我反思在治疗改变的加工过程中也发挥非常重要的作用。这些发现再次验证了情绪聚焦治疗的基本假设，即生动地描述并再次激活情境，来访者进而分辨出在该情境中的主观体验，都是建设性治疗过程必不可少的要素，但这两个要素并不等同。也就是说，这两个要素是解决问题反应的关键步骤（Greenberg，Rice & Elliott，1993；Rice & Saperia，1984）。

聚焦不清晰的或痛苦的感受

有些研究者对日本、北美和欧洲等不同地域的被试进行研究，试图找到提高聚焦效果的因素。例如，亨德里克斯（Hendricks，2009）报告"清理反应空间""找到处理情绪的合适距离""有一个好的倾听者"等都能够帮助来访者聚焦。艾伯格（Iberg，1996）发现，如果治疗师使用聚焦类型的提问，来访者会报告该阶段的治疗影响有所提高。勒吉森（Leijssen，1996）发现，积极的以来访者为中心的治疗阶段包含 75% 的聚焦步骤，而消极的治疗阶段仅包含 33% 的聚焦步骤。勒吉森还考察了那些长期进行治疗的来访者，因为他们在治疗过程中的停滞，治疗进展缓慢，是否可以教会他们聚焦，从而增强体验的感知水平。在这项研究中，勒吉森考察了四个来访者，她发现两个来访者依然保持着他们的感知水平，而另外两个来访者则在聚焦训练之后，能够非常真切地感知到以前的体验，体验的感受水平得到增强。在这项研究中，聚焦训练包括表达对治疗师的不满和希望等。因此，如果来访者的体验感知水平较低，他们学会聚焦技术会比较困难。为了使聚焦发生并得到保持，需要对来访者的加工过程给予持续的指导（Leijssen, Lietaer, Stevens & Wels, 2000）。

叙事过程

安格斯和他的同事们研究了情绪聚焦治疗的叙事序列，这些研究揭示了一些与良好治疗效果相关联的有趣的叙事模式（Angus，Levitt & Hardtke, 1999; Lewin, 2000）。安格斯等发现，来访者为中心的知觉加工（Toukmanian, 1992）、情绪聚焦治疗、心理动力治疗 3 种治疗方法的叙事序列的数量和类型（外部的、内部的和反思的）有显著的差异。更具体地说，在心理动力治疗过程中，有40% 的反思型叙事，有 54% 的外部叙事，这两类叙事占显著优势。治疗师和来访者共同建构意义（反思型叙事），把来访者描述的过去和现在的情节记忆（外部叙事）联系起来。与之相反，情绪聚焦治疗过程，有 29% 的内部叙事和 46% 的反思型叙事占主导优势，即来访者和治疗师在治疗过程中重点区分来访者的情绪体验（内部叙事），并对这些体验生成新的理解（反思型叙事）。与另外两种治疗方法相比，情绪聚焦治疗中内部叙事所占的比例，是以来访者为中心治疗的 3 倍、心理动力治疗的 5 倍。

　　情绪聚焦治疗的基本目标是帮助来访者发展更为细腻的和功能性的情绪图式，通过分析治疗过程获得的这些证据，支持这种治疗目标的实现，即来访者在情绪聚焦的加工过程中探索他们的体验状态（内部叙事模式），随之而来的是意义创造探索（反思型的叙事模式），来访者最终理解新的感受、信念和态度。

　　对以来访者为中心治疗过程的分析，揭示出另外一种叙事模式，这种模式以持续的反思型叙事（54%）为主导，围绕不同的事件主题，来访者和治疗师对生活事件（外部叙事，36%）进行大量的反思型分析，较少地探讨来访者的情绪体验（内部叙事，19%）。这个以反思型叙事为主导的叙事序列明显地能够促进来访者拓展与自我相关的问题，通过这种探究，自动的加工模式得到确认，并受到挑战。

　　进一步的研究表明，能够帮助来访者产生良好治疗效果的情绪聚焦治疗师，比那些不能帮助来访者产生良好治疗效果的治疗师，其帮助来访者转换情绪聚焦与反思的次数，至少是后者的两倍（Lewin，2000）。除此之外，获得良好治疗效果的抑郁症患者，比那些治疗效果差的抑郁症患者，在治疗开始时也更多地表现出情绪聚焦与反思表露之间的转换。抑郁症患者，如果在短程体验治疗中获得了好的治疗效果，那么他们在治疗过程中，则会花费相当多的时间进行反思和情绪聚焦对话，与治疗效果较差的来访者相比，具有统计显著的差异。这些研究结果从不同方面，证明了情绪以及反思加工在抑郁症心理治疗过程的重要意义。

豪恩斯-韦伯、斯泰尔斯、格林伯格和高曼（Honos-Webb，Stiles，Greenberg & Goldman，1998）使用问题性体验的同化量表（Assinilation of Problematic Experience Scale，APES）测量了两位情绪聚焦治疗的来访者，一位来访者获得了较好的治疗效果，一位来访者没有产生较好的治疗效果。这个量表测量对特定问题体验的同化程度（最低 0 分，指完全没有同化；最高 7 分，指达到灵活掌握水平）。对治疗效果良好的来访者的治疗记录的质性分析表明，同化至少在问题性体验的 3 个领域发生。围绕这 3 个主题，对治疗效果较差的来访者的治疗记录的质性分析则表明，同化被阻碍。研究者对治疗效果较好的来访者的记录进行了更深入的分析，从中摘录了 43 篇短文，这些短文记录了两个主题的发展轨迹。研究者采用问题性体验的同化量表评估了每一篇短文（Honos-Webb，Surko，Stile & Greenberg，1999）。正如对成功治疗所期望的一样，随着治疗的深入，评估结果表现出同化程度增加的趋势。在这个个案中，来访者占主导地位的"女强人"的声音明显地同化了来访者的需要以及自我软弱，而她的处于主导地位的"好女孩"的声音则同化了反抗和坚定的声音，在她的自我中形成了更为复杂和灵活的多种声音的共同体。促进自我的不同方面或者声音，相互协调、共融共生，是治疗的目标之一。对这个个案治疗过程的分析，支持了这种目标实现的可能性。

关系因素

治疗效果与共情以及治疗同盟之间的关联，是心理治疗循证研究中最为关注的方面（Bohart，Elliott，Greenberg & Watson，2002；Horvath & Greenberg，1994）。鲍郝特（Bohart）等人采用元分析技术探讨了治疗师的共情与来访者治疗效果之间的一般性联系，结果表明，6 项研究，包括体验治疗，共情与治疗效果之间的平均相关系数为 0.25（在相同范围值综合采样值）。沃森和格勒（Watson & Geller，2005）研究了抑郁治疗过程中的关系条件和治疗同盟，他们发现，无论是情绪聚焦治疗的来访者，还是认知—行为治疗的来访者，如果他们的治疗效果被评估是良好的，那么来访者对治疗关系和治疗同盟的评价也是较高的，这种评估与来访者最初的测量分数以及最初的治疗改善无关。治疗同盟调节以来访者为中心治疗的条件与治疗效果之间的关系。这个结果表明，如果治疗师对来访者给予共情的、接纳的、一致的、激励的反应，无论他们在治疗过程中使用什么具体的技术，都能够与来访者在治疗任务和目标上达成一致，并形成积极的治疗关系。也就是说，如果治疗师的共情反应、非判断反应和一致反应越多，他们越有可能实现治疗任务，达成来访者的目标，由此增加积极治疗效果出现的可能性。

在另外一项研究中，沃瑞斯卡、林德、格林伯格和沃森（Weerasekera，Linder，Greenberg & Watson，2001）考察了治疗抑郁的工作同盟在情绪聚焦治疗以及以来访者为中心治疗过程中发展脉络。研究结果表明，治疗同盟—治疗效果之间的关系因同盟的维度（目标、任务或关系）、治疗结果的测量（包括症状改善、自尊提升、人际问题等）以及在治疗进程的那个时间点上测量同盟等因素而发生变化。对这些因素的分析表明，治疗早期的同盟分数可以较好地预测治疗效果，并且这种预测与治疗开始时的心境改变无关。虽然没有发现两种治疗方法在治疗关系和目标上的差异，但是采用情绪聚焦治疗组的来访者在治疗中期的治疗同盟分数较高。

总 结

研究者对情绪聚焦治疗抑郁，进行了大量的研究，已足以证明这是一种有着实证依据的治疗方法。情绪聚焦治疗还可以有效地帮助来访者处理创伤或童年虐待事件的后遗症。除此之外，情绪聚焦能够有效地帮助夫妻处理双方的婚姻压力和烦扰（Baucom，Shoham，Mueser，Daiuto & Stickle，1998）。

在体验治疗中，最核心的两种治疗任务是治疗师为来访者提供治疗性的人际关系，深化来访者的体验。一般性的治疗任务与深化体验有关联，但是没有得到证实。现有实证研究支持，治疗性人际关系可以提高情绪的进入与激活。我们进行的大量研究支持以下结论，即人际关系中的共情要素、建立治疗同盟、深化来访者的体验以及情绪加工是体验治疗方法中促进良好治疗效果产生的重要因素。另外，深化情绪加工，这包括提高情绪激活的强度和反思所激活的体验两个方面，或者也可表达为情绪和理性的融合，大脑左右两个半球的融合。我们的研究表明，深化情绪加工的两种治疗任务是治疗效果的预测因子，其预测强度高于加工过程中的其他任何因子。除了这些一般性的加工过程因素之外，一些特殊的治疗性微观加工过程，比如软化先前严厉的内在批评者、采用新的观念看待他人、让以往的创伤与伤害消逝、宽恕伤害等，都对解决特定的情绪问题有效果。

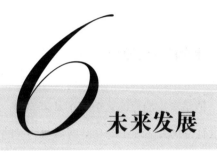

未来发展

CHAPTER SIX

情绪聚焦治疗的前途光明，发展前景广阔。情绪聚焦治疗现正试用于不同的人群和多种多样的文化背景之中；同时，围绕改变过程，也将有更多的实证研究。在这一章，我将讨论情绪聚焦治疗发展方向的建议，这包括进一步探索的领域、培训以及把情绪聚焦作为一种心理健康的预防策略。

未来研究的领域

情绪聚焦治疗的优势在于其秉承的"改变理论"。情绪聚焦治疗没有特别关注理论的功能或者对病人的诊断意义，而是专注于理解人们是怎样改变的。因此，提出了基于辩证建构主义、加工过程定向的宏观理论，并用这个宏观理论理解人们的基本功能。但是，情绪聚焦治疗，最本质和最重要的贡献在于其微观理论，即在治疗过程中改变是怎样发生的（Greenberg, Rice & Elliott, 1993）。在长期的临床实践中，我们提出了适用于特定治疗标识的具体干预任务，这对未来的发展提供了可以参照的模板。从研究方法的积累来看，为深入探讨治疗改变过程提供了更丰富的机会，无论是质化研究和量化研究方法都基本完善，能够开展更为深入的任务分析（Greenberg, 2007；A.Pascual-Leone, 2007；Greenberg & Pascual-Leone, 2009）。目前，我们已经定义了一些新的研究任务，适合进一步研究。这些任务既包括个体心理治疗方面，如心理创伤和叙事感受、治疗同盟建立和修复、自我羞辱和同情、焦虑型依赖与自我安慰、高压力与意义创造、心理混乱与心理空间清理（Elliott, Greenberg & Liertaer, 2004; Greenberg & Watson, 2006）；除此之外，还包括夫妻关系治疗方面，如依恋关系中的伤害、认同伤害以及夫妻互动中的控制等（Greenberg & Goldman, 2008）。当然，这些新的任务还需要进一步详细阐述，让临床医生理解这些任务可促进治疗改变加工发生的内隐知识。

我们还新确认了两个治疗过程的标识，但是还没有对其进行深入研究。这两个标识为，投射标识（markers of projections）和自我封闭或退缩标识（closing down or withdrawing into self）。在投射标识中，个体对其他人所处情境产生非常强烈的感受。比如，某人可在看到一个乞丐穷困潦倒的境遇时，感到非常的绝望（而不是大多数人通常感受到的同情）；再比如，某人可在看到一个无忧无虑地生活的孩童时，会因为自己在儿童时代的孤独感受而感到强烈的悲伤。这些反应都属于投射反应，也就是说，当我们在看到他人的境遇或我们自己的需要被再次承认时，产生特别的绝望或者孤独。从心理治疗的历史来看，理论家通常认为投射反应，如指向他人的性兴奋或攻击投射，一旦产生，人们会倾向于指责他人。但是，我们在此处讨论的投射是指个体把自己的感受投射（或者归因）到他人身上，接下来却不会指责他人，而是自我感到强烈的痛苦。因为担心成为乞丐，或看到无人爱恋的孩童，会激发一个人再次承认自己的感受。在自我封闭标识中，个体好像退缩到一面高墙之后或城堡之中，以保护自我；并且，会紧紧地封锁这些保护措施，让伤害不能进入，自我也不能逃出。把这种状态作为自我妨碍的一种变体来处理是比较有效的，但是，需要注意的是，在这种情况下，不是某种情感被抑制，而是为了保护自我，建立了坚固的高墙，使得自我与外界隔离。这些加工过程是需要深入进行任务分析的加工类型。近来，我们在叙事和情绪方面作了一些研究，确认了一些新的叙事—情绪标识，比如同一个老故事，空洞的故事，没有表达的或支离破碎的故事，以及对不同类型的故事应采用的，也是最适合的共情叙事干预（Angus & Greenberg，待发表）。

基于情绪聚焦治疗取向独特的加工过程—诊断取向（Greenberg，Rice & Elliott，1993），我们将进一步制定一些描述特殊问题解决方式的"迷你手册"，比如，成瘾者的"渴望"、行为阻碍等。需要强调的是，这些手册不会丢掉情绪聚焦治疗的本质特征，即关注体验，以及把来访者作为一个整体的人考虑其状态与功能。总之，对治疗过程的加工过程研究和全面综合的质性分析研究，将促进对生活事件与体验之间具体关系的理解，还将继续促进情绪聚焦治疗中如何深入接近体验的加工过程。

在未来的研究中，我们还将进一步针对不同的人群以及不同的文化背景中的来访者，检验情绪聚焦治疗的适用性。不仅如此，正如研究情绪聚焦治疗人格障碍以及其他类型的疑难杂症一样，还非常需要加强情绪聚焦治疗焦虑障碍有效性方面的研究。另一方面，从共病的角度，我们还应看到适应不良情绪图式、感情调节问题是很多障碍的共同机制，治疗性的人际关系是所有治疗方法有效性的共同因素。来访者需要被作为一个完整而独特的人来对待，他们不仅会表现出决定自己的问题的特质性要素，而且还具有应对资源，而不是传统意义上的症状携带者。这表明，依据症状进行的分组并不总是与治疗相关，这是因为许多烦扰都有着共同的潜在原因，并且对每一个来访者来说，都只有唯一的与治疗相关的操作。从另外一个角度来看，我们认为人们都具有一些共同的症状，比如焦虑或饮食障碍。这些共同的症状的确具有共同的特征，把这些共同的症状划分到不同的诊断分类范畴之中，确实会减弱这些特征在不同人群中的多样性变化，从而影响治疗和疗效。因此，我们将一方面细致地研讨适用于不同症状的通用性治疗方法和途径；另一方面，我们又耐心地细化适用于不同障碍的独特的治疗方法和途径。未来的研究还会进一步探讨情绪聚焦治疗对多样化群体的适用性，探讨影响情绪聚焦治疗的情境因素，从而提高这种疗法的推广效度，为更多的人民群众服务。

另外，还需要从理论上进一步探讨情绪聚焦治疗中的情绪改变。当前，最让人印象深刻的论证是，用适应性情绪改变适应不良情绪的有效性。这一治疗策略的实现方法为，通过未满足需要的运动轨迹寻找到产生次级适应不良情绪根源——初级适应不良情绪，进而在此基础上发掘和生成适应性情绪。除此之外，我们还研究了通过同时体验性质上相对立的情绪，来转换适应不良的情绪，比如通过主张正义的愤怒或丧失的悲伤感，转换适应不良的恐惧或羞愧；通过承认潜意识中被抛弃的悲伤感,改变对重要他人没有解决的愤怒。但是,在情绪转换的研究上,我们还有很长的路要走,建立情绪转换的科学规则,是我们未来的重要目标之一。类似的,围绕矫正性情绪体验开展的研究将使得我们能够更精致地理解和干预心理改变发生的重要加工过程。

对一些核心的治疗加工过程,我们还需要进一步的研究,比如体验、情绪激活和表达、治疗性在场与共情等。关于情绪激活,我们现在获得的证据表明,不仅仅是情绪表达自身具有治疗意义,而更为关键的,是情绪表达与反思性加工过程之间的联结,以及情绪激活的质量(25%)和建设性等能更好地预测治疗效果。另外,来访者最初深化情绪体验的能力与治疗同盟的建立两个因素之间存在复杂的交互作用,从而使得治疗改变依循不同的路径(Pos,Greenberg & Warwar,2009)。当然,我们还必须进一步澄清治疗过程与治疗效果之间的关系,来访者与治疗师之间的人际联结对治疗效果的贡献,治疗过程中的情绪加工对治疗效果的贡献。对临床实习人员的培训研究,将有助于更清楚地解释人际工作中的关系优势与技能训练对治疗改变的影响。

培 训

情绪聚焦治疗培训开展的关键步骤,是在研究生教学和指导实习医生时，能够开设课程和实践这种治疗方法。对所有接受培训的人员来说，一般性人际关系和情绪探索与调节技能的训练，都是有帮助的。除此之外，情绪聚焦治疗的培训，还需要训练学员掌握抑郁、创伤与人际关系问题的治疗方法，以及如何把这些方法应用于夫妻关系治疗。我们的研究结果已经证明情绪聚焦治疗在上述领域中效果显著，但还需要情绪聚焦治疗解决来访者其他类型的问题，比如进食和焦虑障碍，这方面的有效证据正在积累。一直以来，承诺可以教会学员以循证为基础的治疗方法的培训机构，一直强调认知—行为治疗方法，而排斥其他的治疗取向。但是，现在我们已经积累了足够有力的证据，说明这种治疗方法的有效性。因此，可以申请培训评审委员会把情绪聚焦治疗作为培训课程的重要组成部分，即除了教学员更多的应对症状的治疗技能之外，还要学会情绪处理和改变的原理与技能。实际上，如果没有特别强调情绪处理以及情绪协调方面的培训，培养学生成为一名心理学家的教育则是不完善的。现在，尽管在夫妻治疗和家庭治疗培训中，开始引入情绪聚焦治疗课程并用来指导实习生，但是还需要在个体治疗培训与教育中，更多地开展这项工作。

个人成长分析或者自我发展提升对学习处理情绪、人际共情、治疗同盟建设以及所有的人际技能等都是非常有帮助的。对治疗师的成长来说，多种多样的个人成长体验都是有帮助的和非常重要的。因此，治疗师的个人发展和体验训练应该融入到培训课程之中。

预防方法

我们在著作《情绪聚焦治疗：训练来访者处理他们的感受》（2002）一书中，介绍了治疗师是情绪教练的观点，这意味着治疗实际上是帮助人们提高他们的情绪能力。因此，最迫切的一种需要，就是发展预防程序，训练人们成为情绪知识和技能方面的高手。预防程序将包括以体验为基础的心理教育课程，即如何使用、管理和改变情绪。情绪训练课程还非常需要情绪知识方面的内容，即训练人们用新的方式思考他们的情绪，并发展相关的情绪技能，比如确认情绪、区分自己的情绪和他人的情绪，融合相互冲突的情绪，忍受情绪，把情绪作为信息使用，积累感受等。好的情绪训练课程，与仅仅给予建议的指导课程不同，在课程的实施过程中，还需要创设正确的人际环境；同时，教练还必须对个体正在做的行为给予持续的反应。帮助艺术的核心是在正确的时间给予正确的反应或指导。

情绪知识课程也需要发展和检验，在建构这部分课程时，应以下列情绪聚焦的应对原则为基础：①促进对初级和次级适应情绪以及适应不良情绪状态的觉察；②完善情绪调节与自我修复技能，学会与不舒适的压力情绪状态保持距离，并能够适度地忍受这种状态在一定时间内的存在；③通过体验适应情绪，转换适应不良的情绪状态和需要；④反思情绪体验，并创造体验的意义。

或许青春期和成年早期是引入情绪聚焦预防课程的关键时期，特别是情绪觉察、管理和转换等方面的内容，因为在这个时期，情绪常常成为个体的问题或者症结的根源。当然，在职场中也需要密切注意情绪。在儿童早期就必须在家庭环境中开始情绪觉察训练，但是，对于一些更为复杂的情绪加工过程方面的内容来说，可能在青春期以及成年早期在学校和职场中进行训练比较适当。虽然如此，为了帮助儿童发展他们的情绪能力，父母和老师必须在情绪上友好。因此，从某种意义上来说，训练青少年儿童和青年人的情绪能力，可能是未来他们成为父母、老师和管理者的最好预防，帮助他们成为下一代好的情绪教练。然而，对目前已经是父母、老师和管理者的人来说，进行情绪训练也是非常必要的，因为他们正在影响着下一代，正在职场中辛勤劳动。

对做父母的人们来说，情绪训练是非常必要的，这是因为父母的情绪管理哲学清晰地影响孩子的情绪智力（Gottman，Katz & Hooven，1996）。父母认为他们自身以及他人的情绪需要被压抑、控制和逃避的程度，决定了他们对孩子情绪注意的程度。父母通常相信他们的孩子需要更多地学习情绪控制，并且认为这是成长所必需的。持有这种观念的成年人往往支配和控制情绪，在他们看来，对小孩管教不严是最坏的，促进小孩用理性控制情绪是最好的。父母通常不希望他们的孩子是个爱哭鼻子或懦弱无能的人。成为强者，是父母夸赞和渴望孩子具有的品质。在儿童时代或成年早期都不过分地情绪化，更是受到父母的普遍欢迎。然而，从长久来看，优势与情绪智力表现为理性和情绪融为一体，而不仅仅是控制情绪。因此，如果父母是好的情绪教练，接近孩子的情绪，并把孩子的情绪表达作为实现亲密接触的机会，用同情的方式对待孩子的情绪，那么，则更有可能抚养出不是情感脆弱或低能的孩子（Gottman et al，1996）。

研究表明，如果父母把管理孩子的情绪作为孩子与父母之间建立亲密联系的机会，并确认孩子体验的有效性，这是父母作为情绪教练的最好表现（Gottman et al，1996）。因此，从孩子出生时，就注意他们的情绪，是父母工作的最核心任务。婴儿非常柔弱，不能很好地控制自己的反应，并且容易产生情绪反应，因此，他们往往会因为挫折、无聊或疲劳等表现出强烈的情绪反应。他们需要成人帮助他们调节这些强烈的情绪反应。因此，帮助父母成为孩子的情绪教练是非常必要的。类似地，对教师和管理者的培训，应帮助他们觉察和管理自己的情绪以及如何处理他人的情绪。

有时，在培训成年人或者管理者时，还要训练他们怎样独自帮助他们所负责或者管理的人员的情绪。在其他时候，帮助成年人处理现实人际互动中涌现出来的情绪反应，是非常有帮助的。例如，对那些与孩子互动有问题的父母来说，训练他们怎样拥抱他们的婴儿，怎样用言语作出反应，怎样通过目光注视让婴儿感到被注意，对改善人际沟通非常有效；对教师来说，应培训他们怎样管理学生的破坏性情绪反应；对管理者来说，应培训他们怎样管理职场中的人际冲突。

发展情绪预防，是情绪聚焦治疗推广应用的关键步骤，预防计划针对不同的人群，如儿童、青少年、青年、父母、教师、管理者等。通过情绪预防培训，人们能够学会知晓自己的情绪反应，注意自己的情绪，对自我和他人有更多的同情反应，学会调节情绪和反思与转换情绪。我希望我们在这些方面的努力能够促进人们的情绪发展。

整　合

我相信情绪聚焦治疗这一术语在未来将得到广泛地应用，从这个术语融合的含义上来说，它将包含所有情绪聚焦的治疗方法，如心理动力分析、认知—行为治疗、系统治疗或人本主义治疗等（Foa & Jaycox，1999；Fosha，2000；Greenberg，2002；McCullogh et al，2003）。许多重点高校，正在发生重要的转变，即从认知心理学和认知神经科学转向情绪心理学和感情神经科学（Davidson，2002a；Frijda，1986；Schore，2003），并且更加注重情绪在心理治疗中的核心地位。辨别一种治疗方法是否是情绪聚焦方向的，其关键点在于情绪聚焦治疗强调感情在人类功能中的重要价值，强调治疗过程中的情绪体验对治疗改变的重要作用。

批　评

当前，对情绪聚焦治疗主要有 3 类批评，我们已对这些批评给予了回应。第一类批评为，处理情绪是非常危险的，这是因为情绪可能是非常混乱、缺乏组织的，或者是过度强烈的，因此，激活情绪可能是非常危险的。虽然这个观点是正确的，情绪的确非常让人惧怕，有着很强的破坏性能量，但是，聚焦情绪治疗常常是完善适应性情绪体验的资源。面对以往逃避的情绪是痛苦的，人们很清楚地知道自己害怕和恐惧这些情绪。因此，情绪聚焦治疗在带领来访者进入这些情绪之前，会充分地满足人们接近痛苦情绪所需要的内部和外部支持性需要。首先会建立起治疗性的人际关系，帮助来访者发展内部修复和调节技能，然后才会在安全的治疗情境下激活这些痛苦的情绪。

第二类批评认为人们是理性的，特别是对男性来说，更是如此。因此，来访者将不会对情绪聚焦方法作出反应，而且会把情绪要么看作不理性的，要么看作脆弱的，从而不能与治疗师形成治疗的工作同盟。类似地，还有些批评认为情绪聚焦不适合某些文化，比如以羞愧为基础的文化，如东亚文化，社会规则控制着情绪的社会表达；或者一些特别强调等级秩序的文化，认为这种文化中的来访者不会对情绪聚焦和治疗中平等的人际关系作出反应。虽然文化和亚文化强烈地制约情绪以及情绪的表达规则，但是，所有的人都具有情绪以及情绪体验，这与他们的社会文化环境无关，同时，所有人都必须处理和调节情绪。因此，帮助某些特定文化群体中的来访者需要建立更为稳固和持久的工作同盟，才能够让来访者在舒适的状态下表达情绪。但是，从终极意义上来说，情绪功能原理适用于所有人。

第三类批评认为，情绪聚焦治疗把共情性探索和推测作为治疗的重要组成部分，但是这种共情风格具有太多的指导性、侵入性，或者还可能扭曲来访者的体验，导致来访者好像他们真实感受到一样地服从治疗师的推论。从本质上来看，这个批评认为治疗师可能会把他们的观点强加于来访者，即什么是他们的感受。我们通过记录情绪聚焦治疗师追随而不是指导来访者的次数，治疗师对探索和建立合作关系的高度敏感程度，以及来访者在治疗过程中不同意治疗师推测的次数等发现，情绪聚焦治疗师对来访者的干预少于认知—行为治疗师（Watson & McMullen，2005）。

结　论

情绪聚焦治疗让人们接近、注意、调节、使用和转换他们的情绪，并学会在什么时候采用促进情绪改变的加工。同时，情绪聚焦治疗还组织人际关系的力量治愈来访者，因此，治疗师在治疗过程中为来访者提供真实的人际关系。情绪聚焦治疗已经积聚了大量的研究成果，可以被看作非常有成效的治疗方法。但在未来的发展中，保持这种良好的发展态势是最重要的，这依赖于新一代的研究者接过研究的接力棒，继续前进。我希望本书能够鼓励正在读书的你从事这项工作。

附录 1　关键术语表

抛弃（Abandoned）　　　　　　　心理上或生理上（或两方面）孤独地离开

进入（Accessing）　　　　　　　　激活情绪图式

适应的（Adaptive）　　　　　　　生存功能良好

同盟（Alliance）　　　　　　　　治疗目标与治疗任务的合作

依恋（Attachment）　　　　　　　产生安全感的情感联结

逃避（Avoidance）　　　　　　　与体验保持距离

觉察（Awareness）　　　　　　　注意并用符号表征情绪的加工过程

治疗关系（Bond）　　　　　　　来访者与治疗师之间安全的感情联系

推测（Conjecture）　　　　　　　治疗师猜测来访者可能感受到什么情绪

建构主义者（Constructivist）　　　从有限制的环境中创造意义的加工过程

矫正性体验（Corrective experience）　改变旧体验的新体验

否认（Denied）　　　　　　　　　在觉察过程中没有得到认可

辩证的（Dialectical）	多个因素之间的存在矛盾和冲突
引导（Directive）	治疗师指导或领导来访者
动力的（Dynamic）	不断变化
失调的（Dysregulated）	情绪太强烈以致不能适应性地处理情境
情绪（Emotion）	自动评价情境与自我利害之间的关系
情绪激活（Emotion arousal）	被表达情感的激活程度
情绪加工（Emotion processing）	获得激活情绪的意义
情绪调节（Emotion regulation）	组织情绪体验
情绪图式（Emotion scheme）	内在情绪结构或成分的组织
共情（Empathy）	通过想象进入他人的世界
空椅对话（Empty-Chair dialogue）	让来访者与想象中的重要他人对话的一种方法
激活的体验（Evocative）	处于激活状态的情绪体验
体验（Experiencing）	注意和觉察身体内在感受的结果
探索（Exploratory）	寻找内隐的状态
表达（Expression）	身体表现出所谈论的状态
促进（Facilitate）	帮助来访者提升自我组织加工的行动

聚焦（Focusing）   注意身体感受

目标（Goal）   内隐的或外显的治疗目的

认同感（Identity）   由叙事产生的整体性体验

工具性情绪（Instrumental   为了获得某种有意识或潜意识
emotion）   目标表现某种情绪

干预（Intervention）   治疗师的治疗操作

适应不良的（Maladaptive）   心理表现不再具有处理情境的功能

标记（Marker）   指示来访者的任务或当前关注，或当前
                             体验状态的标志物

叙事（Narrative）   把体验组织为内在一致的结构，人、事、
                             物、意图等要素按照合乎情节的逻辑发展

非言语的（Nonverbal）   面部的、姿势的或声音的表情

初级情绪（Primary emotion） 最初的自动情绪反应（觉察或没有觉察）

问题反应（Problematic   在治疗状态中，对自己对情境的反应
reactions）   感到困惑不解

成效（Productive）   治疗效果良好

反思（Reflection）   通过抽象的意义加工过程，创造新的意义

衍生情绪（Secondary emotion） 对内在刺激的反应，通常是已经存在的情绪

自我（Self）　　　　　　　　改变体验的组织，与环境互动

自我干扰（Self-interruption）　　自我的某一部分对其他的部分
　　　　　　　　　　　　　　执行某种行动（通常是抑制情绪）

自我组织（Self-orgnization）　　自我体验的改变

自我安慰（Self-soothing）　　允许自我表现柔弱，或关心自我

分裂（Splits）　　　　　　　自我的不同成分相互冲突

符号表征（Symbolizing）　　用一些符号，通常是语言表征体验

系统地激活内在体验　　　　栩栩如生地再现以往的体验，
（Systematic evocative unfolding）　提升对这种体验的探索

治疗任务（Task）　　　　来访者正努力解决的感情／认知问题

转换（Transformation）　　以自我组织为基础改变情感

双椅对话（Two-chair dialogue）　让自我相互对立的两种成分进行对话的技术

抵消（Undoing）　　　　用另外一种情绪消除某种情绪

未完成情结（Unfinished business）　针对重要他人的没有解决的坏感受

确认（Validating）　　　　证明他人情感的价值

对话质量（Vocal quality）　　不同类型的对话，在治疗效果方面有或多
　　　　　　　　　　　　　或少的差异

内在声音（Voices）　　　　自我组织的表达

附录 2 本书部分词语英汉对照表

Abandonment	抛弃
Acceptance	接受
Accessing（term）	接近（术语）
Actions	行动
Actualization	实现
Adams，K.E	亚当斯
Adaptive（term）	适应性（术语）
Adaptive emotion	适应性情绪
coactivation of	～共同激活
growth tendency in system of	～系统中的成长趋势
as innate system	作为先天系统的 ～
in therapy process	治疗过程中的 ～
Adolescence	青少年
Affective orientation	情感定向
Affect regulation	情感调节
Alexithymia	述情障碍
Alliance	同盟
Anger	愤怒
Angus	安格斯
Anorexia nervosa	神经性厌食症
Anxiety disorders	焦虑障碍

Behavior   行为

Bennett，Arnold   阿诺德·班尼特

Beutler，L.E.   L.E. 博伊特勒

Biology   生物学

in dialectical approach   辩证取向的 ~

In dialectical constructivist model of self-functioning

                                                        自我功能的辩证建构主义模型中的 ~

and emotional expression   ~ 与情绪表达

as factor in mood activation   ~ 作为心境激活的因素

Blocked emotion   受到阻碍的情绪

Bodily experience   身体体验

awareness of   ~ 的觉察

of emotion   情绪的 ~

focusing process for   ~ 的聚焦过程

meaning grounded in   基于 ~ 意义

Bohart，A.C.   A.C. 鲍郝特

Bond   联结

Bonding phase   联结阶段

Bordin，E.S.   E.S. 博尔丁

Brain anatomy   脑解剖学

Bulimia   暴食症

Campbell，P.   P. 坎贝尔

Carryer，J.   J. 凯瑞

Case formulation   个案公式

Categories diagnostic   诊断的范畴

Change events   改变性事件

Change process   改变过程

change events in   ~ 中的改变性事件

emotional arousal in   ~ 中的情绪激活

Emotional awareness	情绪觉察
as problematic	问题性的
stages of	觉察的阶段
Therapeutic	治疗性的
training in	训练
Emotional change	情绪改变
awareness in	~中的觉察
central role of	~的关键作用
corrective emotional experience in	~的矫正性情绪体验
and experiential knowledge	~与体验性知识
expression in	~的表现
intervention skills for	~的干预技术
reflection in	~中的反思
regulation in	~中的调节
theory of	~的理论
transformation in	~中的转换
Emotional competence	情绪能力
Emotional experiencing	情绪体验
Bodily	身体上的~
in couple therapy	夫妻治疗中的~
in transformation process	转变过程中的~
Emotional expression	情绪表达
and biology	~与生物学
client engagement in	来访者参与其中的~
and culture	~与文化
in emotional change	情绪改变中的~
and environment	~与环境
evoking in therapy session	在治疗会谈中激活情绪的~
and gender	~与性别

External narratives	外部叙事
Facilitate（term）	促进（术语）
Family conflict	家庭冲突
Fear	恐惧
Felt sense	体会
Females	女性
Focusing process	聚焦过程
Foerster F.S.	F.S. 傅斯特
Frankl，V.	V. 弗兰克尔
Freudian perspective	弗洛伊德学派的观点
Functioning	功能
Future developments	未来发展
areas for research	研究领域
criticisms of emotion-focused therapy	对情绪聚焦治疗的批评
emotion-focused therapy training	情绪聚焦治疗训练
integrated therapies	整合的治疗
preventive approaches	预防的方法
Future states	未来的状态
Geller S.M.	S.M. 盖勒
Gender	性别
Gendlin E.T.	E.T. 简德林
Generalized anxiety disorder	泛化的焦虑障碍
Gestalt theory	格式塔理论
Gestalt therapy	格式塔疗法
Global application phase	全球应用阶段
Goals	目标
Goldman R.	R. 高曼
Goldman R.N.	R.N. 高曼
Gomez R.	R. 戈麦斯

Marital satisfaction	婚姻满意
Markers	标记
in case study	个案研究的 ~
Defined	~ 的定义
in emotion-focused therapy approach	情绪聚焦治疗方法中的 ~
future research directions for	~ 的未来研究方向
in therapeutic tasks	治疗任务中的 ~
in two-chair dialogue	双椅对话中的 ~
McMain S.F.	S.F. 麦门
Meaning	意义
Meaning creation	意义创造
as central to human functioning	~ 作为人类功能的中心
coconstruction in	~ 的共同建构
and conscious experience	~ 与意识体验
labeling of experience in	在 ~ 中体验的标签
motivation for	~ 的动机
through language	通过语言的 ~
Meaning making，existential	存在主义的意义创造
Memory	记忆
Men	男人
Mind model	模型心智
Mood activation	心境激活
Morality	道德
Motivation	动机
and actualization	~ 与自我实现
and emotion	~ 与情绪
and emotion regulation	~ 情绪调节
for information processing	~ 与信息加工
Nadel L.	L. 内德尔

Performance	业绩
Perls F.S.	F.S. 皮尔斯
Person-centered theory	以来访者为中心理论
Person-centered therapy	以来访者为中心疗法
Physiological factors	生理因素
Pleasure seeking	快乐追求
Pos A.E.	A.E. 珀斯
Possibilities	概率
Present	当下
Preventive approaches	预防方法
Primary adaptive emotion	初级适应性情绪
and childhood abuse	～与童年虐待
defined	～的定义
in therapy process	治疗过程中的～
Primary emotion	初级情绪
Primary maladaptive emotion	初级适应不良情绪
with anxiety	关于焦虑的～
Defined	～的定义
in therapy process	治疗过程中的～
transformation of	～的转变
Problematic reactions	问题反应
Process diagnosis	过程诊断
Process-diagnostic approach	过程诊断方法
Process experiential psychotherapy	过程体验心理疗法
Process guidance	过程指导
Processing levels	过程的水平
Process of becoming	成长的过程
Process-outcome research	过程—结果研究
Process Scale	过程量表

Validating	有效
Van Gogh Vincent	梵·高·文森特
Vivid description	生动的描述
Vocal quality	声音的质量
Voices	声音
Vulnerability	脆弱性
Warwar S.	S. 沃奥
Watson J.	J. 沃森
Watson J.C.	J.C. 沃森
Weerasekera P.	P. 沃瑞斯卡
Whelton W.J.	W.J. 谢尔顿
Women	女性
Working alliance	工作同盟
Working Alliance Inventory	工作同盟测量问卷

Working with Emotions in Psychotherapy（L.S.Greenberg & S.C.Paivio）
《在心理治疗中处理情绪》（L.S. 格林伯格和 S.C. 派维奥）

Writing	写作
York Ⅰ Depression Study	约克大学抑郁研究项目第一期
York Ⅱ Depression Study	约克大学抑郁研究项目第二期
Young adulthood	青年

丛书主编简介

乔恩·卡尔森（Jon Carlson），心理学博士，教育博士，美国专业心理学委员会成员，他是一位杰出的心理学教授，在位于伊利诺伊州大学城的州长州立大学（Governors State University）从事心理咨询工作，同时，他也是一位就职于威斯康星州日内瓦湖的健康诊所（Wellness Clinic）的心理学家。卡尔森博士担任好几家期刊的编辑，其中包括《个体心理学杂志》（*Journal of Individual Psychology*）和《家庭杂志》（*The Family Journal*）。他获得了家庭心理学和阿德勒心理学的学位证书。他发表的论文有150多篇，出版图书40多部，其中包括《幸福婚姻的10堂必修课》（*Time for a Better Marriage*）、《阿德勒的治疗》[1]（*Adlerian Therapy*）、《餐桌上的木乃伊》（*The Mummy at the Dining Room Tab*）、《失误的治疗》（*Bad Therapy*）、《改变我的来访者》（*The Client Who Changed Me*）、《圣灵让我们感动》（*Moved by the Spirit*）。他与一些重要的专业治疗师和教育者一起，创作了200多部专业录像和DVD。2004年，美国心理咨询学会称他是一个"活着的传说"。最近，他还与漫画家乔·马丁（Joe Martin）一起在多家报纸上同时

---

[1]《阿德勒的治疗》，2012年1月，重庆大学出版社。

刊登了忠告漫画（advice cartoon）《生命边缘》（*On The Edge*）。

马特·恩格拉-卡尔森（Matt Englar-Carlson），哲学博士，他是富乐顿市加利福尼亚州立大学（California State University）的心理咨询学副教授，同时也是位于澳大利亚阿米德尔市的新英格兰大学（University of New England）保健学院的兼职高级讲师。他是美国心理学会第 51 分会的会员。作为一名学者、教师和临床医生，恩格拉-卡尔森博士一直都是一位勇于创新的人，他在职业上一直充满激情地训练、教授临床医生更为有效地治疗其男性来访者。他的出版物达 30 多部，在国内和国际上发表了 50 多篇演讲，其中大多数的关注焦点都是集中于男性和男性气质。恩格拉-卡尔森博士与人合著了《与男性共处一室：治疗改变案例集》（*In the Room With Men: A Casebook of Therapeutic Change*）和《问题男孩的心理咨询：专业指导手册》（*Counseling Troubled Boys: A Guidebook for Professionals*）。2007 年，男性心理研究学会（Society for the Psychological Study of Men and Masculinity）提名他为年度最佳研究者。同时，他也是美国心理学会致力发展男性心理学实践指导方针工作小组的成员。作为一位临床医生，他在学校、社区、大学心理健康机构对儿童、成人以及家庭进行了广泛的治疗。

鹿鸣心理（心理治疗丛书）书单

书 名	书 号	出版日期	定 价
《生涯咨询》	ISBN:9787562483014	2015年1月	36元
《人际关系疗法》	ISBN:9787562482291	2015年1月	29元
《情绪聚焦疗法》	ISBN:9787562482369	2015年1月	29元
《理性情绪行为疗法》	ISBN:9787562483021	2015年1月	29元
《精神分析与精神分析疗法》	ISBN:9787562486862	2015年1月	38元
《认知疗法》	ISBN:待定	待定	待定
《现实疗法》	ISBN:待定	待定	待定
《行为疗法》	ISBN:待定	待定	待定
《叙事疗法》	ISBN:待定	待定	待定
《接受与实现疗法》	ISBN:待定	待定	待定

请关注鹿鸣心理新浪微博：http://weibo.com/555wang，及时了解我们的出版动态，@鹿鸣心理。

鹿鸣心理（心理咨询师系列）书单

书 名	书 号	出版日期	定 价
《焦虑症和恐惧症———一种认知的观点》	ISBN:9787562453499	2010年5月	45.00元
《超越奇迹：焦点解决短期治疗》	ISBN:9787562457510	2010年12月	29.00元
《接受与实现疗法：理论与实务》	ISBN:9787562460138	2011年6月	48.00元
《精神分析治愈之道》	ISBN:9787562462316	2011年8月	35.00元
《中小学短期心理咨询》	ISBN:9787562462965	2011年9月	37.00元
《叙事治疗实践地图》	ISBN:9787562462187	2011年9月	32.00元
《阿德勒的治疗：理论与实践》	ISBN: 9787562463955	2012年1月	45.00元
《艺术治疗———绘画诠释：从美术进入孩子的心灵世界》	ISBN:9787562476122	2013年8月	46.00元
《游戏治疗》	ISBN:9787562476436	2013年8月	58.00元
《辩证行为疗法》	ISBN:9787562476429	2013年12月	38.00元
《躁郁症治疗手册》	ISBN:9787562478041	2013年12月	46.00元
《以人为中心心理咨询实践》	ISBN:9787562453512	2014年12月	待定

图书在版编目（CIP）数据

情绪聚焦疗法 /（加）格林伯格（Greenber，L.）著；
孙俊才，郭本禹译.——重庆：重庆大学出版社，2015.1(2023.8重印)
书名原文：Emotion－Focused therapy
ISBN 978-7-5624-8236-9

Ⅰ.①情… Ⅱ.①格… ②孙… ③郭… Ⅲ.①精神疗法
Ⅳ.①R749.055

中国版本图书馆CIP数据核字（2014）第117256号

情绪聚焦疗法

（加）莱斯利·S. 格林伯格（Leslie S.Greenberg）　著
孙俊才　郭本禹　译

策划编辑：王　斌　敬　京
责任编辑：杨　敬
责任校对：秦巴达

重庆大学出版社出版发行
出版人：陈晓阳
社址：（401331）重庆市沙坪坝区大学城西路21号
网址：http://www.cqup.com.cn
重庆市国丰印务有限责任公司印刷

开本：890mm×1240mm　　1/ 32　印张：7.625　字数：156千
2015年1月第1版　　2023年8月第5次印刷
ISBN 978-7-5624-8236-9　定价：29.00元

本书如有印刷、装订等质量问题，本社负责调换
版权所有，请勿擅自翻印和用本书制作各类出版物及配套用书，违者必究

Emotion–Focused Therapy as a publication of
the American Psychological
Association in the united states of America.
Copyright©2011 by the APA.
The work has been translated and
republished in simplified Chinese language by
permission of the APA.
No Part of this publication may be reproduced or
distributed in any form or by any means,
or stored in any database or
retrieval system without prior permission of the APA.

版贸核渝字（2013）第43号